中醫臨床經典

㉓

重訂診家直訣

（周學海脈書之四）

辨脈平脈章句

（周學海脈書之三）

周學海 著

文興出版事業

出版序

　　清末名醫周學海，字澂之，安徽建德人，光緒
18年進士，畢生潛心醫學，論脈尤詳，所著脈書計
有《脈義簡摩》、《脈簡補義》、《診家直訣》、
《辨脈平脈章句》等四種，引申舊說，加以臨床實
踐，多為其心得文字，四者名雖不同，但義實相
承，周氏嘗謂：「《簡摩》，正義也；《補義》，餘
義也；《直訣》，本義也；《辨脈平脈章句》，古義
也。」

　　由於周學海脈書四種，對於習醫者在切脈方
面，極具參考價值，本公司特將其內文重新打字編
排，分為三冊發行，《脈義簡摩》、《脈簡補義》
各自單冊(分屬中醫臨床經典系列21及22輯)，本冊
則為中醫臨床經典系列第23輯，內容節錄《辨脈平
脈章句》與《重訂診家直訣》二書。

　　而周氏亦於《重訂診家直訣》序中，提及其著
脈書四種，共十四卷，但卷帙既繁，脈絡難貫，專
取一種，又苦弗完，茲特撮其要者，簡之又簡，別
為此編，名曰《重訂診家直訣》，可見《重訂診家
直訣》應非周氏初著之《診家直訣》，而是更適合
習醫者研讀之醫籍。

　　我們在此期盼透過周學海脈書四種的發行，能
喚起新一代醫者重視切脈在臨床上之重要性，也希

望各界醫藥同好能將優良的「中醫臨床經典」推薦給本公司，以使〈中醫臨床經典系列〉的書籍收錄更加豐富，謝謝大家。

發行人

洪心容

丙戌年

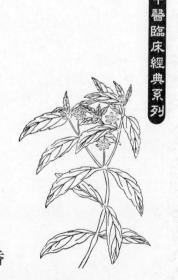

中醫臨床經典系列

參

開卷有益‧擁抱書香

書次

中醫臨床經典系列

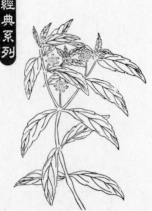

肆

開卷有益・擁抱書香

辨脈平脈章句

周學海脈書之三

丙戌年

文興出版事業有限公司　重刊

皖南建德周學海澂之　原著

辨脈平脈章句／目錄

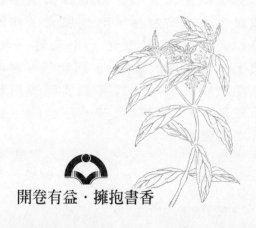

開卷有益・擁抱書香

辨脈平脈章句／序

是書也，舊注多矣，復何爲而作乎？曰：此《脈簡》之所主也。凡欲彰至教，其義必有所主。古之言脈者，自《內》、《難》以來，至於近代，名賢輩出，撰述如林，可謂詳矣！然《內經》、《難經》言脈，文皆散見，首尾不屬；叔和《脈經》述古大備又浩博，而未易尋其緒；唐宋之世，脈無專家；元明以來，乃稍稍有講之者，而其失不可勝言矣。今欲述診法之正宗，指末流之歧路，豈可以無主之衷而漫然臆說乎？因思《辨脈平脈》者，仲景撰用古聖之精義，以爲《傷寒雜病》之準也，是可主矣。於是摒去舊注，熟復正文，心有所會，輒記簡端。蓋自《脈簡》之屬稿，至於其成，三年之間，此書未嘗一日釋手也。其簡端更番塗抹，五色迷離，幾不可辨。一日撿舊注四五家校之，所說或異或同，不能盡合。然當時私心必有所見其實際，料他日必能手自施用者，乃敢記之，稍有游移，則愁闕焉。非敢妄逞私臆，強以爲知，以自欺也。今又越一年矣，條列其文，命曰《周氏章句》，謂此特一家之言而已。雖未能發明聖理，庶幾其徵實而適用焉。亦以鴻爪所經數年昕夕討論之苦，不欲遽付灰爐也，竊以質之有道者。

光緒癸巳上元後五日皖南建德周學海澂之書

辨脈平脈章句／緒言

一二篇舊注，惟成無己、張隱庵、張令韶、魏荔彤皆依原文，如喻嘉言、張石頑、黃坤載皆別編次，以外則注注刪去，斥為叔和妄作無論。此非出叔和也，即出叔和，豈遂妄乎？嘗著論以辨之矣，滋不復贅。至於舊注，遁文衍義，成氏所得為多，諸家或故作矜張，或好為穿鑿，反詆成氏敷淺，是何意也？今則各就本文，領會真義，不為蹈襲，不炫新奇。

一二篇文義，本無難曉，惟其承接斷續，前後伏映激射。單複詳略之滕理，前人未有發之者，今則獨詳於此，使古人手指口授，抑揚俯仰，聲情畢流，露於行間。

一此注句句踏實，必求於臨診治病確有實濟，不肯有一字虛行。五行八卦，每見他注於見不透處，便從太極圖上駕過，此如唱鼓詞者，於事勢急迫，即有觀音老母達救也。有志者，當共恥之。

一張隱庵、魏荔彤注《傷寒》，涂忠可注《金匱》，皆議論風生，煌煌大作。今但依文推行，理明而止，或但疏其筋節，以見大意，不敢繁稱博引，節外生枝，蹈經生浮誇積習。

一二篇乃《傷寒雜病》所通觀，原序可知

也。舊說多謂是專論傷寒，蓋失之。

一中間每有前人言之娓娓而今且不淰者，言之鑿鑿而今且存疑者，如荔彤、令韶解首章凡字，謂百病皆然，不獨傷寒，亦可謂明通之識矣。今云「凡」者例詞，道其常也，其變動不在此例。所以然者，彼但以「凡」字黏「脈」字「病」字說，今乃以「凡」字貫全句說也。次章「十七日，十四日」，舊注各異，皆質言之，今存其說而致疑焉，亦以反之於心不能見真也。餘皆仿此。故今注異於前人者，並無立說之新奇，只是每下一字，必中有確見，非實可施用者，不敢著於篇。

一注說皆出管見，未嘗一語襲舊，即或偶同，亦是暗合。緣作注之始，自嚴譫閱舊注之禁，注訖，揀校各家異同，不復甚加修改。士亦各明所得而已，豈必盡同。

一注中引他書，皆稱書名；引本論，則但稱經；引各家，皆稱姓氏；引成注，則但曰注、曰原注，以示區別。

一正注之後，復加按語。以其一「按」字起，或並無「按」字者，是仍發明正義也；其以「又按」兩字起者，乃別是一說，存參者也。

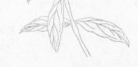

卷上／辨脈法篇第一

辨脈法篇章句

辨脈平脈，仲景論百病之脈也，不專於傷寒。其文亦撰用古經，不皆自作。中間有數節連義者，有每節各義者，不可強與分合也。今依文考義為定章句如下。

第一章

問曰：脈有陰陽者，何謂也？答曰：凡脈大浮數動滑，此名陽也。脈沉澀弱弦微，此名陰也。凡陰病見陽脈者生，陽病見陰脈者死。

此提唱陰陽，為一篇大綱也。大綱者，法之大體也，其用之變化在人矣。玩兩「名」字，便見陰脈陽脈只是舉似之詞，猶云此屬於陽之類也，此屬於陰之類也。陰陽可以分見，亦可以互見。苟大而兼澀兼遲，得不名陰乎？弦而兼數兼滑，得不名陽乎。故脈有陽中伏陰，陰中伏陽也。陰病陽脈，即虛勞脈大、下利脈滑皆是，豈可盡以為生？陽病陰脈，即溫熱脈靜、感冒脈繁皆是，豈可盡以為死？扶陽抑陰，易之義也，即醫之義也。經中言凡者，皆約略大概之意，道其常也，其變動不在此例。夫陰陽者，死生之關鍵，而察病審脈之準繩也。故自《內經》以來，

莫不首辨乎此。

又按：《靈樞‧動腧篇》曰：陰病而陰脈大者為逆，陽病而陽脈小者為逆。「五色篇」曰：病在臟，沉而大者易已，小為逆；病在腑，浮而大者，其病易已。二文可謂詳密矣！然一曰陰脈大為逆，一曰沉而大易已，何也？蓋其所謂大者不同也。脈形堅大固頑，陰之不化，空大亦真，陰之不充。惟其勢鼓指盛大，乃為陰中有陽而有神耳。大抵脈以氣見者為陽，脈以質見者為陰。

第二章

問曰：脈有陰結陽結者，何以別之？答曰：其脈浮而數，能食，不大便者，此為實，名曰陽結也，期十七日當劇。其脈沉而遲，不能食，身體重，大便反硬，名曰陰結也，期十四日當劇。

脈有陰結陽結，非言脈也，言診脈而可別病之為陰結陽結也。問者蓋以結為內實，當偏屬陽，乃有陰陽之分，何耶？答言仍以前所論陰脈陽脈別之也。但脈無單見，且湏兼察病情耳。陽結者，陽明氣熱也，故能食；陰結者，太陰液燥也，故不能食。氣熱者，液雖不足以濡之，而為陽火，為有餘，故曰此為實。液燥者，氣亦不足以呴之，而為陰寒，為不足，故曰大便反硬。謂其內虛不當硬也，是寒極反見燥化也。浮為在表，沉為在裏，此屬氣分血分也。數為在腑，遲

為在臟，此屬陽明太陰也。浮數，能食，不大便，陽證陽脈也。沉而遲，幾於脾之真臟矣。不能食，身體重，脾陽不振可知也。二者雖陽結為順，陰結為逆，而不早治，則皆當劇。當劇者，危之也。十七日十四日，謂陽結者，陽土合少陽相火而為病也，火與燥合，十七日火復得令，則火連入裏，燥益甚矣。陰結者，陰土本氣衰而從燥金之化也，母為子逆，十四日金復得令，既泄土氣，而燥又勝濕，土愈虛矣。夫有餘者，得助而勢熾，不足者，被折而氣微，觀於當劇之期，可以悟豫為用藥之義矣。設陽結而誤用辛散溫補，則藥入咽而病劇，豈待十七日乎？陰結而誤用淡滲攻下，則亦藥下咽而病劇，豈待十四日乎？十七日十四日，義本難曉，竊思陰結陽結者，化氣之病也，則亦當以五行化氣釋之。一水二火三木四金五土，此五行始生之次也，故十七日當二火，十四日當四金矣。舊注無作此說者，未知是否。

第三章

問曰：病有灑淅惡寒而復發熱者何？答曰：陰脈不足，陽往從之；陽脈不足，陰往乘之。曰：何謂陽不足？答曰：假令寸口脈微，名曰陽不足。陰氣上入陽中，則灑淅惡寒也。曰：何謂陰不足？答曰：假令尺脈弱，名曰陰不足。陽氣下陷入陰中，則發熱也。

上章言偏陰偏陽之證見於內者，此言陰陽互乘之證見於外者也。外證有本於內傷者，與外感相似，不可不察也。夫惡寒發熱，外感之常也，何足驚之曰病有，怪之曰而復？只以其病非傷風寒乃亦有此證，是可疑也。答言其病起於不足也，其寒熱即陰陽之變也。微者，去來勢小也，氣不外鼓，又居寸口，故為陽不足；弱者，形體不壯也，精不內充，又居尺中，故為陰不足。人身之氣，陰陽而已，彼有不足，此必乘之。乘之則彼負此勝，負者功用不彰，而勝者肆行無忌矣。惡寒而復發熱，勝而能復，陰陽之氣不能相無也。《內經》曰：有餘而注，不足隨之；不足而注，有餘隨之。尺中寸口，舉類之詞也，故曰假令，即浮沉亦是也。夫陰氣上入，陽中微者，必化而為緊；陽氣下陷，陰中弱者，必化而為數。此不言者，病本於不足也，推原未寒未熱之先，診脈而決，其必出於是也。故吾謂此章辨內傷之寒熱也，若外感，則當舉其脈之有餘者言之矣。

又按：內傷惡寒發熱，其脈化緊化數，究與外感有餘之緊數不同，故以微弱為主脈。程氏條辨亦如此說。

開卷有益・擁抱書香

第四章

按：朱丹溪於病脈細澀者，概不用熱藥，甚為有見。

陽脈浮陰脈弱者，則血虛，血虛則筋急也。《脈經》作筋惕，即瘈瘲是也。

陽脈寸口，陰脈尺中也。寸口脈浮，陽氣外越，若陰脈不弱，是陽自有餘也。此尺中見弱，則陽浮乃陰虛不能吸引陽氣歸根也。陰不涵陽，則陽氣擾耗津液，不必吐衄而血必虛矣。血虛則筋急者，推其極也，故病筋急。而診其脈陽浮陰弱者，知其人血虛不能養筋也。筋急有屬於寒者，有屬於燥者。寒者血凝，氣不足以呴之，其脈必弦緊；燥者血虛，氣不足以生之，其脈必芤澀，即陽浮陰弱是也。

其脈沉者，榮氣微也。

其脈賅陰脈陽脈言，「沉」字與「小」字義同，來去不大也。榮行脈中，榮者，血中之氣也。榮氣微者，脈中之氣不能鼓盛，故脈沉下掣，去來勢小也。原注逕以榮為血，非是。見是脈者，急為溫養元陽，蒸動津液；兼澀者，佐之疏絡，以開其結，何至虛涸日甚，脈沉變浮，絕汗外泄而不可禦乎？

其脈浮，而汗出如流珠者，衛氣衰也。

一二

榮行脈中，漸行脈外。在內者宜外充，則陰接於陽；在外者宜內濟，則陽交於陰。內者益內，則內熄矣；外者益外，則外脫矣。外脫而在內者不能援之，則內之津液亦隨之而俱外，其崩潰之勢有不可收拾者，汗出如流珠湧出而不可止也。原注謂漸病甚於榮固已究，因榮氣先竭，陽無所守，始至於此。故遠行人房，久病脫血，及虛熱誤用發散者，多以此死。夫陰之維繫夫陽也，若朽索之馭六馬，故君子慎密之也。觀於此，知脈浮雖宜汗解，而浮而無根即不可汗，且宜防其自汗也。下節申戒榮微誤治，正以明榮氣之貴。其發熱躁煩，即汗出流珠之漸也。

榮氣微者加燒針，則血流不行，更發熱而躁煩也。

《內經》言：陷下則徒灸之。陷下者，脈血結於中，中有著血，血寒故宜灸之。此榮微脈沉，不宜加燒針者，榮微之沉，必是形體薄弱，非氣為寒束而不得出，脈來沉緊者比也。燒針與灸，皆所以散寒。今榮微方患內燥矣，何寒之可散？只愈傷其津液耳。凡血之所以行者，以其中有津液以淖之，始得流行無礙。若津液更為火灼，將所餘微血，有質無汁，積著經隧之中，不得推移，火氣往來逼迫，內而臟腑，外而肌肉，皆如焚矣。故微數之脈不可灸，細澀之脈尤不可灸也。

第五章

此二章申明陰陽不足，此盡其變而推其極也。

脈藹藹如車蓋者，名曰陽結也。

藹藹者，應指寬泛，渾渾不清，而又來去怠緩，有似從容不迫也；如車蓋者，寬泛而中央略堅，按之即芤也。此陽氣上浮，結於胸中，不能下交於陰，故其脈即名陽結。《內經》曰：粗大者，陰不足陽有餘，為熱中。又曰：渾渾革革，至如湧泉，病進而危。皆此類也。所以異於革脈者，革脈浮大而強，為陰僭於上；此浮大而軟，渾渾不清，為陽壅於上，清肅之令不行也。

脈累累如循長竿者，名曰陰結也。

累累，繫實之意；如循長竿，形斂而勁也。此陰寒大盛，結於胸中，而不得陽氣以調暢之，故其脈即名陰結。此陰結陽結皆屬氣分，與次章有形之病迥別。然寒痰凝聚，寒食停滯，亦往往見此脈，則陰結又不必專屬氣分耳。

按：二十八脈中，結脈取義，其形體當以此陰結累累如循長竿為正脈。若寬泛薄弱，脈不繫實，而緩來一止，是真氣不續，為散而不為結矣。

脈瞥瞥如羹上肥者，陽氣微也。

瞥瞥，《脈經》作瀎瀎，拍拍浮泛，薄散之極也；微者，幾於無也。凡脈浮者為陰虛，此浮薄之極，而曰陽氣微者，言不但陰虛，陽亦不能獨存也。前謂脈浮汗出如流珠者，衛氣衰，即此義也。

脈縈縈如蜘蛛絲者，陽氣衰也。陽氣，宋以前引者多作陰氣，故知是誤寫。

陽氣，《脈經》作陰氣，是也。陰氣，即榮氣也；縈縈，指下旋繞，略有蠕動也；蛛絲，細極也。榮行脈中，榮盛則脈充，榮衰故細極也。上為脫氣，此為脫血。凡暴大失血，見此脈者，恢復極難，為其焰已熄也。

脈綿綿如瀉漆之絕者，亡其血也。

綿綿，軟弱而怠緩不欲進之意也。徘徊指下，久而不去，而其去忽又瞥然如絕也，故曰如瀉漆之絕。《內經》曰：弊弊綽綽，其去如弦絕者死。弊弊綽綽，濡濡難進，即綿綿也。綽綽本作綿綿。此元陽將脫之象，而僅曰亡血者，推其因也。凡久病失血，滑精，及婦人半產，漏下，臨死多有此脈。蓋人有陽脫於上而絕者，羹上肥也；有陰脫於下而絕者，蜘蛛絲也。此則陰先脫於下，離根之微陽上下無所依，不與陰並脫於下，而將越於上，故泛泛於指，不能回返，陰陽分絕，至數無常，所謂蝦游怪脈者是矣。原注未暢。

第六章

　　脈來緩，時一止，復來者，名曰結。脈來數，時一止，復來者，名曰促。脈陽盛則促，陰盛則結，此皆病脈。

　　緩對數言，即遲也，時偶也。復來，謂氣仍續來，並於後至，未嘗少一至也。代則不能自還，直少一至矣。結者，遲滯之謂也。促者，並迫之謂也。陽主噓，陰主吸，故脈來者為陽，去者為陰。原注云陰氣勝而陽不能相續，則脈來緩而時一止，是其止在吸入之後，少一呼而因以少一吸也，陽氣之鼓動者微也。陽氣勝而陰不能相續，則脈來數而時一止，是其止在呼出之後，少一吸而因以少一呼也，陰氣之接引者微也。少一呼者，氣結於內而不出；少一吸者，氣迫於外而不入。揆斯二者，促之危於結也多矣，詎得曰陰盛為不足，陽盛為有餘，而忽之耶？

第七章

　　此二章論陰陽俱盛而不和，一為至之不續，一為形之不續也。

　　陰陽相搏名曰動，陽動則汗出，陰動則發熱。形冷惡寒者，此三焦傷也。

　　陰陽以二氣言，二氣俱盛而不和，則爭而相激矣，故脈為之動也。凡陰陽不足而相乘者，陰

氣上入陽中，則陽不勝而惡寒，陽氣下陷陰中，則陰不勝而發熱，其脈始終微弱，不能堅搏而動。今兩強相搏，陰侵於陽，則陽氣起而拒之，於是陽脈動而汗出矣。汗，陰液也，陽氣迫而外泄也。陽侵於陰，則陰氣起而拒之，於是陰脈動而發熱矣。熱，陽氣也，陰氣逼而外越也。陰脈陽脈，尺寸浮沉皆是也。其汗出發熱，必先形冷惡寒者，何也？三焦者，原氣之別使，三元之氣所由上下出入之道也。傷者，抑遏其道，氣行不暢，失厥常度，此所以形冷惡寒，而陰陽之所以相搏者也。初作此注，文甚衍長，已錄入《脈簡》矣。今撮其意為此，而原文遂不復錄云。

經中凡言相搏者，有相爭、相逆、相激、相迫之意，又有相合、相助之意。一作薄。薄，迫也。兩者異氣，即為相爭、相迫；兩者同氣，即為相合、相助。如陰陽相搏，是陽侵入陰，陰侵入陽，彼此互相制勝，是相爭也；寒虛相搏，是虛欲外越，寒欲內斂，兩邊逼向中間，是相迫也。皆以其異氣也。剛柔相搏、高章相搏等文，則皆同氣，謂彼既如此，而此又增之，是相合、相助也。而要之，皆不相和也。相和則合同無間，而無彼此之跡，無所見其相搏矣。

若數脈見於關上，上下無頭尾，如豆大，厥厥動搖者，名曰動也。

若，假令也；關上，部中也；厥厥，堅搏

也。動脈者，數而堅搏如豆，但見本關之上，上下不相通直。如寸動，則豆見於寸；關動，則豆見於關；尺動，則豆見於尺；三部俱動，則各有如豆，而不相貫，故曰無頭尾。上節言動脈之因與證，此節言動脈之形象也。舊解謂但見關部者，非。

按：凡著書，不可有欺人之談，其筆於書者，必其所施用，所親驗者也。後人昧於關上之文，謂動脈只見關部。厖安常曲為之說，謂動於關前三分為陽，動於關後三分為陰。戴同甫極稱其得《難經》關前為陽、關後為陰之旨。吾不知此兩人者，一生臨診，曾幾見僅動關前三分，僅動關後三分之脈耶？張石頑變通其說，曰：陽動為左人迎，陰動為右氣口。又曰：每見陽虛自汗之脈，多動於寸口；陰虛發熱之脈，多動於尺中。是已心知舊說之非，而又未知其所以然，故屢更其說，冀有一合耳。凡脈有時見於寸，時見於關，時見於尺，時通見於三關，未有僅見於尺寸，而不得見於關，長短不診關之說，李士材已辨之矣。亦未有僅見於關，而不得見於尺寸者也。動脈如豆，圓堅而滑，獨擅部中，上下無倚。《脈訣》曰：不往不來，不離其處。又曰：三關指下礙沉沉。可謂形容盡致矣！戴氏轉從而斥之改之，何也？《脈經》曰：左手寸口脈偏動，從寸口至關，從關至尺，三部之位處處動搖，各異不同。高鼓峰曰：動脈者，三部之脈厥

厥動搖，圓疾如豆也。此言是矣！且龐氏曰：若當陽連寸動而陰靜，法當有汗；當陰連尺動而陽靜，法當發熱。是龐氏未嘗不以陰陽屬尺寸。然吾不取其說者，波以關為界，終是泥於關上，況連寸連尺，顯於上下無頭尾之義悖耶！

第八章

陽脈浮大而濡，陰脈浮大而濡，陰脈與陽脈同等者，名曰緩也。

緩脈只是長而濡，條暢而柔和也。今言陰陽同等長，意自在其中。浮，言其氣之揚也；大，言其勢之盛，起伏高下有力也；濡，言其形體之和也。陰陽同等，澈上澈下，無有不調也。

又按：上陰脈陽脈指尺寸言，下陰脈陽脈指浮沉言。易思蘭曰：來去如一，是為無病，亦同等之義也。

脈浮而緊者，名曰弦也。弦者，狀如弓弦，按之不移也。脈緊者，如轉索無常也。

緩脈必長，弦脈亦長，其分別處，全在一濡一緊。浮而緊者，浮候其形，牽引甚急也，按之挺亘指下，故曰不移。「脈緊者」二句，形容極妙。諸緊為寒，寒束於外，熱鬱於內，故來勢盛而能振撼。若內外皆寒，則細緊而不能振撼矣。如轉索無常者，非但如其索之急也，如轉索時，

其索之撼而左右彈也。首句借「緊」以形弦，下乃「弦緊」分寫，蓋惡其混也。

第九章

前二章言短脈之類，此二章言長脈之類。自次章至此，皆論內傷之病，脈之吉凶也。

脈弦而大，弦則為減，大則為芤；減則為寒，芤則為虛；寒虛相搏，此名為革。婦人則半產漏下，男子則亡血失精。

此則弦之變脈也。弦，即如弓弦不移也；大者，形體寬大也；不移，則來去不遠，是陽氣衰損而為減。寬大則下空而為芤，減即陰僭於上而為寒，芤即血脫於內而為虛。上益寒則益勁，內益虛則益空，寒虛相搏，脈如鼓革，無論男女，皆主脫血之類也。夫人之體氣，各有不同，其病因亦各有不同。有血虛而成燥熱者，有血虛而成內寒者。亡血有因陽氣躁擾而然者，則陰去陽留而成燥熱；有因陽氣衰弱不能流通收攝而然者，則氣虛血脫而成內寒。故半產，漏下，亡血，失精，頗有熱者，所謂陰虛生內熱也，脈必浮數而散。其新病津液乍虛而血熱者，更或有洪弦滑實之象，此血熱氣悍所致，不可誤以為內實而攻之也。

第十章

自此至末，皆論外感之病，脈之吉凶也。

問曰：病有戰而汗出，因得解者，何也？答曰：脈浮而緊，按之反芤，此爲本虛，故當戰而汗出。其人本虛，是以發戰以脈浮，故當汗出而解也。

脈浮而緊，按之反芤，此外寒甚，而內之真陽虛也。凡外爲寒束，脈必緊數而實，此反芤，故爲真陽虛不能蒸動津液以爲汗也。服扶陽生津之劑，氣從內動撐邪外出，故外寒甚而戰，戰則寒退而汗出，汗出則真陽透出重陰，陰邪無所容而病解矣。觀「當戰」字，必恃善治之，意自在言外，非尋常發汗法所能解也。

若脈浮而數，按之不芤，其人本不虛。若欲自解，但汗出耳，不發戰也。

浮數不芤，正外爲寒束，真陽內鬱之象。觀「但汗出耳」句，是治之但用發散，以出其汗可矣，無餘法也。

第十一章

問曰：病有不戰而汗出解者，何也？答曰：脈大而浮數，故知不戰汗出而解也。汗前脈大，本不虛也。汗後脈微，邪已去也。

此即上章次節之義，大者如實狀，言來去遠而有力，非大則為芤，又非大則病進也。

問曰：病有不戰不汗出而解者，何也？答曰：其脈自微。此以曾經發汗，若吐、若下、若亡血，以內無津液。此陰陽自和，必自癒，故不戰不汗出而解也。

此節以明寒邪在身，未有不汗出而解者也。所以不戰不汗出而解者，非真不汗出也。其脈自微，微者，來去不盛，濡弱之類，緊之反，大之變也，必其人先日曾經發汗、或吐、或下、或亡血，外邪既去，津液內虛，正氣未復，微覺寒熱，似仍未解。越日或靜臥以養其陰，或得食以充其胃氣，陰陽自和，神清氣爽而癒矣。故遂以為不戰不汗活出而解也，其實前發汗、若吐下、亡血時，邪已解耳。亡血，謂鼻衄，俗名紅汗。

第十二章

問曰：傷寒三日，脈浮數而微，病人身涼和者，何者？答曰：此為欲解也，解以夜半。脈浮而解者，濈然汗出也；脈數而解者，必能食也；脈微而解者，必大汗出也。

此承上章而廣其義也。浮數而微，三脈並見，言浮數而按之形體柔軟也，此邪氣不內侵而陽盛又欲生陰也。夜半者，陰陽交濟，除舊布

新，此其時矣。且必當靜臥以養其陰，可知也。
然三脈亦有得一而解者，其解之由，各有不同。
脈浮而解者，浮為邪淺在表，故當漐然微發其
汗，始能盡解也。脈數本為邪盛，不當解而竟解
者，必其人病中胃強能食。食入於陰，長氣於
陽，故脈數也。脈數固由能食，而病解仍由汗
出，病中能食，故脈不為汗衰也。脈微者，必其
人曾經大汗，如上章之義也。兩「必」字是追溯
之詞，舊注於脈數不補明汗出，於脈微謂仍當大
汗，皆失之。

第十三章

問曰：脈病欲知癒未癒者，何以別之？答
曰：寸口、關上、尺中三處，大小浮沉遲數同
等，雖有寒熱不解者，此脈陰陽為和平，雖劇當
癒。

三處同等者，病在氣分，經絡無所阻滯，上
下無所隔塞，寒熱虛實無所夾雜，是正氣未傷而
邪有去路也，故外證雖劇而易治。《內經》謂脈
之浮沉及人迎與寸口氣大小等者，病難已。又
曰：陰陽如一者，病難治。則又邪氣之混一也。
蓋彼見弦強，此主緩弱也。

又按：同等云者，非俱大俱小，俱浮俱沉，
俱遲俱數也，正謂不甚大不甚小，不甚浮不甚
沉，不甚遲不甚數也，故曰陰陽和平。謂三處俱

與平人同等，即人病脈不病之義也。

立夏得洪大脈，是其本位。其人病身體苦疼重者，須發其汗。若明日身不疼不重者，不須發汗。若汗濈濈自出者，明日便解矣。何以言之？立夏得洪大脈，是其時脈，故使然也。四時仿此。

此補上節之義，言三處同等，仍湏得四時之順也。病而身體疼重，是風邪夾濕證也。脈洪大，是濕僅在表，內無寒氣與混合邪，故病淺而易癒也。《傷寒論》曰：濕家發汗，不可令大汗如水淋漓，湏濈濈微似汗為佳。

又按：人既病矣，脈必不能三處同等，亦必不能全順四時，此處湏有會心。《脈如》曰：如秋脈洪數，固為逆時矣。然其人病熱，則正脈與病合，豈可斷為必死？此類宜詳思之。

第十四章

問曰：凡病欲知何時得？何時癒？答曰：假令夜半得病，明日日中癒；日中得病，夜半癒。何以言之？日中得病夜半癒者，以陽得陰則解也，夜半得病明日日中癒者，以陰得陽則解也。

此淺病暫得而即癒者，然通於得陰得陽之義，則百病可由此而推矣。得陰得陽者，非坐而待也，其用藥氣味合和，從陰引陽，從陽引陰之

法，從可會矣。此旨甚微，非熟於陰陽大論者不能知，非精於本草氣味者不能用也。須是識得化氣，如酸甘化陰、辛甘化陽之類。

第十五章

跌陽浮澀主下利，少陰滑數主屎膿，即泄與痢之辨也。泄屬脾，利屬腎。

寸口脈，浮為在表，沉為在裏，數為在腑，遲為在臟。假令脈遲，此為在臟也。

此與下章俱合寸口跌陽以測病也。「浮為在表」四句是發凡之詞，「假令脈遲」二句是本節正義，以起下文也。臟腑以陰陽言，非正在腑在臟也。表裏各有陰陽，陰陽又各有表裏。

跌陽脈浮而澀，少陰脈如經也，其病在脾，法當下利。何以知之？若脈浮大者，氣實血虛也。今跌陽脈浮而澀，故知脾氣不足，胃氣虛也。以少陰脈弦，而浮才見，此為調脈，故稱如經也。若反滑而數者，故知當屎膿也。

寸口脈遲，為在臟矣，果在何臟也，當以跌陽少陰參之。跌陽浮澀，少陰如經，病不在腎而在脾，法當下利。所以知其下利者，凡脈浮大者，氣實血虛也。今見跌陽浮澀，跌陽，胃脈也，故知脾氣不足、胃氣虛也，是下利傷脾中津液也。然少陰病有下利證，此不在少陰者，今少

陰脈才見弦浮，才見，略見也，是為調脈，故稱
如經，是邪氣動脾而未動腎也。若下利而少陰脈
反滑而數者，是邪熱內鬱而下陷，水竭火燔，其
後必當屎膿，即便血之類也。凡血中有津，始能
淖澤流通，下利傷津，血已燥矣，又為邪熱逼
動，故必屎膿。腸中本有滑涎，血雜涎下，似膿
也。觀此是下利傷陰，有成內寒，有成內熱，與
第九章所論亡血事同。少陰弦浮為調脈，未曉，
或浮是滑也。

　　上言遲為在臟，此復言少陰滑數者，是由遲
變來也。須知是時寸口趺陽，必俱變數。

第十六章

　　前章病在臟而自下，此章病在表而妄下。治
之俱當從中樞著意，前堅陰以舉陽，此養陰以安
陽。脈因前後度數如法，即一日一夜漏水百刻，
榮衛五十度周於身是也。

　　寸口脈浮而緊，浮則為風，緊則為寒，風則
傷衛，寒則傷榮，榮衛俱病，骨節煩疼，當發其
汗也。

　　脈浮而緊，榮衛俱傷。衛為葉在表，榮為根
在裏。衛氣者，人身之熱氣也；榮氣者，人身之
濕氣也。風之為邪，善行而數變，得熱則變熱，
得寒則變寒。若但風傷衛，是風得熱而氣不內

斂，故身熱而自汗。今寒濵傷榮，則風亦化寒。衛氣內鬱，於是熱氣不得達於腠理，而竄於骨節則煩；榮氣不得暢於經絡，亦內凝於骨節，與熱氣相激而疼也。此邪盛而正亦實，兩相格拒。治之當鼓動熱氣，使之外撐，逐邪四出也，此麻黃湯證也。榮病治衛，衛病治榮。

趺陽脈遲而緩，胃氣如經也。趺陽脈浮而數，浮則傷胃，數則動脾，此非本病，醫特下之所為也。榮衛內陷，其數先微，脈反但浮，其人必大便硬，氣噫而除。何以言之？本以數脈動脾，其數先微，故知脾氣不治，大便硬，氣噫而除。今脈反浮，其數改微，邪氣獨留，心中則飢，邪熱不殺穀，潮熱發渴，數脈當遲緩。脈因前後度數如法，病者則飢。數脈不時，則生惡瘡也。

汗出病瘥，邪不內陷，則胃氣如經矣。遲者，從容不迫也；緩者，形體柔和也。若寸口浮緊，而趺陽更浮而數，趺陽，胃脈也，胃氣以降為順，浮則上逆，是傷胃也。胃與脾表裏，脾，太陰也，津液之宗。數則為燥，是陰虛而動脾也。此非風寒本病，乃當發汗而妄下，以致此也。妄下則邪氣之在榮衛者內陷，內陷而陽氣不振，其數脈當先見微，微脈卻仍但浮，是津液大傷，虛陽上越也。其人必大便硬，氣噫而除，是結胸、痞氣之類也。所以然者，趺陽脈數本為動

，今數更先由微變，故知脾元大傷，中焦不
，大便硬，氣噫而除也。夫脈因妄下，由浮微
改浮數，是徒傷內之津液，而表之邪氣獨留。
津液傷則虛熱生，邪氣與虛熱相合，其內證則心
如飢，而又不殺穀不能食也，其外證則潮熱發
也。治之必使數脈復見遲緩，則真陽復生，胃
如經。寸口趺陽俱合常度，病者真飢能食，而
可瘳矣。「數脈不時」二句，別是一事，是帶
文。

第十七章

　　師曰：病人脈微而濇者，此為醫所病也。大
發其汗，又數大下之，其人亡血，病當惡寒，後
發熱，無休止時，夏月盛熱，欲著復衣，冬月
寒，欲裸其身。所以然者，陽微則惡寒，陰弱
發熱。此醫發其汗，令陽氣微，又大下之，令
陰氣弱。五月之時，陽氣在表，胃中虛冷，以陽
氣內微，不能勝冷，故欲著復衣。十一月之時，
陽氣在裏，胃中煩熱，以陰氣內弱，不能勝熱，
故欲裸其身。又陰脈遲濇，故知血亡也。

　　此因上章妄下而按敘妄汗、妄下變證之奇
也。陽微則惡寒，陰弱則發熱，二者迭更，各極
其偏，不得和諧。上章榮漸內陷，脈反浮數，即
此事也，此特甚焉。夏月天氣熱，地氣冷；冬月
天氣冷，地氣熱。在人則肺主天氣，脾主地氣。

今其人身之寒熱，止隨地氣，是肺氣敗而無權，不能與天氣相應也。所以然者，脾之中樞積而不轉也。欲著欲裸，是據其情而言之，非眞然也。

按：此奇病也。《素問》曾論及之，後來諸家醫案中未見有夏寒冬熱之迭見者。若但見其一者，則有之矣。竊意此必妄汗妄下後，又復妄加補膩，以致中樞鬱結，腎氣不升，肺氣不降如此也，證屬罕見，不敢强解。

第十八章

脈浮而大，心下反硬。有熱屬臟者，攻之，不令發汗；屬腑者，不令溲數。溲數則大便硬，汗多則熱愈，汗少則便難。脈遲尚未可攻。屬腑者下，當有「攻之」二字。經不言者，承上而省文也。

脈浮大者，當爲表實裏虛，今心下反硬，是熱結於膈上也。屬臟者，氣分無形之病也。攻之，謂清之降之，如陷胸、瀉心之類也；不令發汗，發汗則上焦之清氣愈虛，下氣愈逆愈壅，不得清肅矣。屬腑者，腸胃有形之病，如陽明承氣證是也。利水發汗，皆在所禁，爲傷津也。熱愈者，熱益甚也，急攻之以驅其有形之滓，則內熱清而痞結可去矣。若脈浮而遲，裏氣未實，是或陰結也，又未可攻。攻，謂攻下，與上屬臟之攻義殊。此章以「有熱」二字爲骨。脈遲未可攻

者，爲無熱也。舊解熱愈俱謂熱已解也。未合。
戎疑汗多汗少，「多少」二字誤倒，非也，汗多
固由誤汗之太過，汗少更津虛而不能多耳。

按：心下硬是心下結急，爲瀉心證。胸中滿
是胸中脹悶，爲陷胸證。而陽明證常兼此二者，
以胃氣上逆，而大腸又與肺表裏，大便不通則氣
上壅遏也。

《傷寒論》曰：太陽與陽明合病，喘而胸滿
者，不可下，宜麻黃湯主之。此表氣不宣以致裏
氣鬱也，義與此殊，亦可參看。陽明指經言，非
王腑也。

第十九章

此章當在篇末，考前後皆論妄治之害，不當
以五臟絕證橫決於中，故知錯簡。

脈浮而洪，身汗如油，喘而不休，水漿不
下，體形不仁，乍靜乍亂，此爲命絕也。洪，一
作滑。

浮而洪，氣上湧沸而無根也。下五節，敘五
藏絕證，有氣越於上者，有氣脫於下者，有氣四
散而不收者，總是陰陽兩絕也。

又未知何臟先受其災。若汗出發潤，喘不休
者，此爲肺先絕也。

原注曰：汗出發潤者，脫津也。喘不休者，脫氣也。張石頑曰：肺爲榮行脈中之第一關隘。脾氣散精，上歸於肺，絕，故精氣四潰也。

陽反獨留，形體如煙熏，直視搖頭者，此屬心絕也。

心爲太陽，主血而藏神故也。

唇吻反青，四肢漐習習者，此屬肝絕也。

唇吻四肢，皆脾所主。原注曰：漐習者，掉動若搐搦，手足時時引縮也。眞臟色證見於所勝之部，故爲肝絕。

環口黧黑，柔汗發黃者，此屬脾絕也。

黧黑者，水反侮也；柔汗，即汗出如油而不流者也；發黃者，面目如黃土，脾之眞色也。

溲便遺失，狂言，目反，直視者，此屬腎絕也。

溲，小便；便，大便。遺失，出而不知，少陰不藏，腎失其樞也。腎藏志，《內經》曰：狂言者是失志。目反，即戴眼，爲太陽終證，太陽少陰表裏也。直視者，瞳子屬腎也。

五臟絕證，略敍梗概而未備也。更當考之《內經》。

又未知何臟陰陽前絕。若陽氣前絕，陰氣後竭者，其人死，身色必青。陰氣前絕，陽氣後竭者，其人死，身色必赤。腋下溫，心下熱也。

陰氣後竭，則絕證見於陰；陽氣後竭，則絕證見於陽。何者？陽去則陰獨，陰去則陽孤，故彷徨無依，而絕證見也。《靈樞·小針解》曰：五臟之氣已絕於內者，脈口氣內絕，不至，其死也。內氣重竭，無氣以動，故靜。五臟之氣已絕於外者，脈口氣外絕，不至，其死也。陽氣反入，陰氣有餘，故躁。《金匱要略》曰：六腑氣絕於外者，手足寒，上氣，腳縮。五臟氣絕於內者，利不禁，下甚者，手足不仁。此亦其驗也。

第二十章

按：噦且衄者，衛氣久鬱，熱力勃發，與胃中氣血相激，而出於竅也。

寸口脈浮大，而醫反下之，此為大逆。浮則無血，大則為寒，寒氣相搏，則為腸鳴。醫乃不知，而反飲冷水，令汗大出。水得寒氣，冷必相搏，其人即噎。

浮大者，浮繁有力也。表邪宜汗，醫反下之，滇虛其內。脈續浮大，此浮大不得為邪在表矣。浮則無血，是傷液也；大則為寒，是傷氣也。氣傷內寒，寒滇生氣，氣寒相搏，則為腸

鳴，是寒燥內鬱，無陽以化也。醫見腸鳴脈大，更謂溫毒內陷，飲以冷水，欲令大汗，豈知汗不得出，而水得寒氣，冷必固結，胃氣愈衰，其人即噦。噦者，呃也，大氣無所發越而上逆也。

按：腸鳴必有腹痛，溫毒內陷亦有此證，故飲冷水以發汗也，以治傷寒則戾矣。一寒中於表，一溫發於裏也，水得寒氣，中焦更結，胃氣上下不續，故噦也。

跌陽脈浮，浮則為虛，浮虛相搏，故令氣噦，言胃氣虛竭也。脈滑則為噦，此為醫咎，責虛取實，守空迫血。脈浮，鼻中燥者，必衄也。

是時也，跌陽脈必浮。浮者，內虛也。內之津液愈虛，而氣愈上湧，故令氣噦。浮則傷胃，浮極，故胃氣虛竭也，此寒變也。若跌陽脈滑，是又胃中虛熱蘊結，而為噦矣。此必醫見其寒，而又妄淡而溫補之。若此者，忽而責虛，忽而取實。《內經》曰：陰在內，陽之守也。今既妄下以傷陰，而又妄溫之，陰虛而陽無所歸，迫血妄行，未知淡何道出。若脈浮，鼻中燥者，必淡鼻中出而衄也。

第二十一章

諸脈浮數，當發熱而灑淅惡寒，若有痛處，飲食如常者，蓄積有膿也。此文又見《金匱·瘡

癰篇》中。

當發熱者，謂是表邪。風寒傷榮漸也，反但時時洒淅惡寒，或腹內或身中隱隱作痛，而有定處，飲食如常，此非外邪也。又病在血分，不在氣分也。病在氣分則發熱於周身，病在血分則蓄積於一處，如內而肺癰胃癰，外而瘡疽是也。

《脈經》、《病源》並作「而反洒淅惡寒」。又曰：欲知其膿已成未成，脈數而緊，膿未成也，緊去但數，膿為已成。

第二十二章

脈浮而遲，面熱赤而戰惕者，六七日當汗出而解。反發熱者，差遲遲，屬無陽不能作汗，其身必癢也。

脈浮，邪氣在表也；遲，裏氣衰也；面熱，陽氣不能四達而上越也；戰惕，陽氣躍躍欲出而力不能也。六七日邪氣漸退，裏氣漸復，當可汗解矣。反加發熱而無汗者，是裏氣仍未能復，脈且較遲於前。差，頗也。遲為陽氣不足，故不能蒸動津液以作汗也。脈浮發熱，邪氣久徘徊於肌膚之間，怫鬱而不得泄，其身必癢也。此麻桂各半湯證也。

　　全章重在中焦不治。其上焦怫鬱，下焦不合，只是帶敍，勿誤作平列看。

　　寸口脈陰陽俱緊者，法當清邪中於上焦，濁邪中於下焦。清邪中上，名曰潔也，濁邪中下，名曰渾也。陰中於邪，必內栗也。表氣微虛，裏氣不守，故使邪中於陰也。陽中於邪，必發熱頭痛，項強頸攣，腰痛脛痠。所謂陽中霧露之氣，故曰清邪中上，濁邪中下。「法當」二字，直貫至此。言清邪中上，濁邪中下，各賅表裏，非清邪中上即為陽中於邪，濁邪中下即為陰中於邪也。陰氣為栗，足膝逆冷，便溺妄出。表氣微虛，裏氣微急，三焦相溷，內外不通。上焦怫鬱，臟氣相熏，口爛蝕齗也。中焦不治，胃氣上沖，脾氣不轉，胃中為濁，榮衛不通，血凝不流。若衛氣前通者，小便赤黃。與熱相搏，因熱作使，游於經絡，出入臟腑，熱氣所過，則為癰膿。若陰氣前通者，陽氣厥微，陰無所使，客氣內入，嚏而出之，聲嗢咽塞。寒厥相逐，為熱所擁，血凝自下，狀如豚肝。陰陽俱厥，脾氣孤弱，五液注下。下焦不合，清便下重，令便數難，臍築湫痛，命將難全。

　　此章文義頗難曉。喻嘉言指為溫熱病證，王孟英因之。竊以脈象及所列諸證測之，確係起於寒濕，非溫毒也。想其人必是房室無度，寒暑不

慎，飲食無節，起居不時，內氣久虛，外邪久漬，漬入血分，復感新邪，而發病也。此邪之極雜，病之極深，治之極難者也。下意亦言脈陰陽俱緊而病淺，是在氣分，由表漸入於裏，治之，即由裏漸出於表也。此章病在血分，內而臟腑，外而軀殼，無一非邪氣所充塞，治內則遺外，治外則遺內，故澒氣前通，陰氣前通，俱有敗證。當於病未劇時，清內疏外，陰陽兩解，方為合法。然與尋常表裏兩解法又迴別，波為實邪，為氣分，此則表裏俱病，虛實合邪，著眼宜在中焦不治數語。上有風寒，下有濕寒，上下逼向中焦，中焦鬱結成熱，故用熱治以溫之，則上寒既除，中熱愈熾，而有澒氣前通諸證矣；用寒治以清之，則中熱愈鬱，下寒愈深，而有陰氣前通諸證矣。成注隨文衍義，固解經之體宜然，但於義緒，未能提清耳。今既明其大義，復隨文而衍之曰：寸口脈陰陽俱緊者，陰陽，賅尺寸浮沉在內，在法諸緊為寒，當是風寒之清邪中於上焦，濕寒之濁邪中於下焦。清邪中上，名曰潔也，濁邪中下，名曰渾也。上下各有表裏。陰陽，表裏也。裏中於邪，其證必內慄也。所以然者，表虛則裏氣不守，而邪得乘間內入也。插一筆，申明清邪中上，亦有裏證之故也。表中於邪，其證必發熱，頭痛，項強頸攣見於上也，腰痛脛痠見於下也。所謂陽中濁邪者，以寒濕不必地氣上攻，即霧露亦是也。插一句，申明濁邪中下，亦有表

證之故也。故曰清邪中上，濁邪中下也，是上下之表裏皆邪矣。此段敘邪氣中於上下表裏之部分與其見證，為全章之前段。陰氣不但為慄也，裏氣不守，邪入日深，旋見足膝逆冷，便溺妄出矣，是陽氣內縮也。因前敘裏證未備，補敘二句。所以不連敘於前者，此證非初起與內慄一時齊見，故不與陽證諸初起即見者並敘也。於此，見經文之敘次精矣。若此者，邪從上下四旁攢擁而來，表氣漸虛，裏氣漸為邪氣所束，而鬱結逼急，不得流行，且將化熱矣。上下皆邪則三焦相溷，《內經》曰：升降息則氣立孤危。表裏皆邪則內外不通，《內經》曰：出入廢則神機化滅。邪周於外，臟氣不得四達，但熏積於上焦，從胃口一線而出，口爛蝕齦。此變證之略見於外者，可知中焦不治，以致胃氣上衝，已如此也，由是脾氣不轉，濁氣浸漬胃中，不得升降，是內熱將令血變也。周身榮衛為邪所據，血凝不流，是外寒又令血結也，其勢不可為矣。此段敘邪氣由淺入深，由寒化熱，由氣分據血分，句句在氣機上立論。注意中焦為前後樞紐，是全章中權柄要處也，最宜著眼。治之者，若因外寒而用熱藥以疏外寒，則衛氣前通而小便黃赤。藥之熱與內之熱相結，內之熱因藥之熱為使，以游於經絡，出入臟腑，藥勢助虐，其氣所過，即為癰膿。以血寒久結，得熱驟開，不能復還原質，故熱觸之而即腐矣。若熱而用寒藥以清內熱，則陽氣厥微，愈

不能振，陰不得陽以調和而蒸動之。陽在外，陰
之使也，外無所使，腠理愈疏，客氣易入。噦而
出之，聲嗢咽塞，是胃中濁氣全為寒束，略無出
路，直上蒸肺。且藥之寒與陽氣之厥相逐，濁熱
內擁迫血，血之凝結於內者，不得融散而自下，
狀如豚肝矣。夫衛氣前通，是陽自外越，非能通
於陰也。陰氣前通，是陰自內陷，非能通於陽
也。此時真氣已漓，陰陽表裏不相順接，脾氣孤
弱，中氣下陷。前此內熱久蘊，五臟不能藏精，
精血久為蒸變，將見五液注下。下焦不合，清便
下重，數而且難，是津液隨中氣之陷而下泄矣。
津液泄盡，真元即脫，故臍下筑動而㽲痛以死
也。《內經》曰：大氣入臟，腹痛下淫，可以致
死，不可以致生，此之謂也。吁！始為外感，終
成內傷，怪變雜沓，未死先腐，豈不憫哉！誰之
咎哉？此病吾已兩見，皆心力俱瘁人也。時俗指
為勞損，實是寒濕雜病最重者，所謂風寒不醒成
勞瘵也。其前後見證，一一皆與此合。其脈初起
即沉細而緊，或沉而牢，起伏極小，帶數而澀，
化熱則變數而滑，指下漉漉不續，最後沉細而滑
如電掣，去死近矣。或一年或半年，輾轉床褥，
五液注下，臍筑㽲痛而命盡矣。總因內氣先傷，
而寒濕之邪從下焦兜入、直搗元氣巢穴，盪瀁血
分，遂浸淫至於不可為也。若僅清邪中上，不至
搖動根株若此。

脈陰陽俱緊者，口中氣出，唇口乾燥，踡臥足冷，鼻中涕出，舌上苔滑，勿妄治也。到七日已來，其人微發熱，手足溫者，此為欲解。或到八日已上，反大發熱者，此為難治。設使惡寒者，必欲嘔也。腹內痛者，必欲利也。

此寒邪入裏，虛陽上越也，亦以其人本寒，故至此，非外邪遽能奪主也。外假熱而真內寒，故見諸證。勿妄治，非謂勿治也。七日八日，乃服驅寒回陽之劑而然，非束手待之也。微發熱，手足溫，真陽漸生於內也。反大發熱，孤陽暴脫，不受熱治也。亦如四逆證服湯後，脈微續者生，暴出者死。寒在上焦之裏則欲嘔，在下焦之裏則欲利，是邪氣與正氣相拒也。治之得法，則緊去人安而病可瘥矣。溫脾則嘔停，溫腎則利止。

脈陰陽俱緊，至於吐利，其脈獨不解。緊去人安，此為欲解。若脈遲，至六七日，不欲食，此為晚發，水停故也，為未解。食自可者，為欲解。

不於欲嘔欲利之時，豫為善治，竟至吐利，恐其脈更緊而病不能解也。必緊脈去而吐利止，乃為欲解。若解後脈復變遲，至六七日不欲食，此為餘邪續發，無形之寒邪去，而有形之寒水停

在也。必使水去胃陽滇，食自可者，則全癒矣。

此與上章皆上下表裏合邪，外感內傷一齊固結，纏綿不解，而輕重懸殊者。上是邪氣直搗元根，盤踞血分；此是邪在氣分，但內虛不能逐邪耳。治法於上證，宜在初見端倪時，急宣太陽之經氣以疏表，驅下焦之寒濕以鎮下，溫命門之真陽以固元，清上焦之虛熱以保肺，更兼益氣、理氣、養血、和血以建中樞，過膩過燥之品有一不可，宣固溫清之法，又缺一不可也。久服，胸膈漸舒，腰膝漸健，斯其效矣。此則溫中散寒即當奏功，但用藥輕重進退宜有權衡，勿令太過不及，故曰勿妄治也。若逕用表散，即頃刻汗出亡陽矣。

第二十五章

當與第十章戰而汗解義參看。

病六七日，手足三部脈皆至，大煩而口噤不能言，其人躁擾者，必欲解也。

「病」字是承上章，謂病寒、脈緊也。至六七日，寸口、趺陽、少陰三部脈皆盛至，所謂緊去也，是陽氣內充也。大煩者，陽氣已擁於膻中，急欲透出重陰也。口噤不能言是寒邪與陽氣相逼於經絡也。其人躁擾，揚手擲足，是陽氣漸達於四肢。《內經》所謂陰出之陽則怒是也。「其人

躁擾」句用特筆，是著眼處。若無此，則脈盛而煩，即氣脫於外也，口噤不言，即邪陷於內也。死生所判，滇當識此。許叔微《本事方》卷八歸耆建中湯、破陰丹兩方案，與此義同。

若脈和，其人大煩，目重，瞼內際黃者，此為欲解也。

若其人不躁擾者，必其脈緊去，又不過盛而和，是陰陽已平也。大煩者，陽乍開而外發也。目重者，目不欲開，陰欲合而內斂也。二證當先後迭見，非同時並見也。瞼內黃者，中樞已運也，則表裏皆和矣。上節是邪強正盛，力戰而解。此是邪已衰而正漸復，故無口噤、躁擾格斗之象也。

第二十六章

前兩章為陽虛而傷寒，法重在陽。此與下章陰虛而傷風，法重在陰。

脈浮而數，浮為風，數為虛，風為熱，虛為寒，風虛相搏，則洒淅惡寒也。

浮者，風為陽，邪在表也；數者，所謂出疾入遲，外實內虛也。風在表則生外熱，真氣虛則生內寒，以漸陽為風所累，不能內濟故也。風虛相搏，陰陽不相順接，則外證時時洒淅惡寒也。

按：此人陰虛而傷於風，挾寒而不甚者也。王冰曰：風薄則熱起，熱盛則水乾，水乾則腎氣不營。凡風不挾寒，未有不即化熱者，化熱則如下章所云是矣。

第二十七章

脈浮而滑，浮為陽，滑為實，陽實相搏，其脈數疾，衛氣失度。浮滑之脈數疾，發熱汗出者，此屬不治。

此承上章而言，上為外熱內寒，不過風邪鼓扇，陰陽不和，此則表裏皆熱，有陽無陰矣。浮為陽邪，滑為氣實，數疾躁駛也。浮滑而躁駛，溫熱太盛，津液耗傷，衛氣失其常度。得汗而脈靜者生；脈仍躁駛，熱不退而汗常出不禁者，此不治也，以衛氣不能自固而津液將盡也。故凡病脈過指下，滑如電掣，按之即散者死，以其陰盡而陽脫也。

按：上言傷風，此言風溫。風溫，有傷風傳化，有初病即成，未有不由於陰虛者也。「浮滑之脈數疾」句，為本章點睛。滑有陰陽相和，滑而條暢也；有陰中伏陽，緊而搏指，所謂動也；有液脫氣駛，迅如電掣，無正形者，即此數疾是也。

第二十八章

自第十章至此，皆論外感之病，脈之吉凶也。

傷寒，咳逆上氣，其脈散者死，謂其形損故也。

傷寒，咳逆上氣者，常也。《內經》曰：形寒寒飲則傷肺，逆氣而上急。第寒則脈緊，不當散。散者，寬薄浮泛，不見邊際，輕按即無也。肺為嬌臟，或久咳，或內癰，致損其形也，形損則氣無所歸，故脈散而死也，散，《傷寒論》作數，音促，謂脈來並迫，有出無入也。或曰形損即肉脫也，亦通。

按：第十九章五臟絕證，恰與此接，故疑前為錯簡。

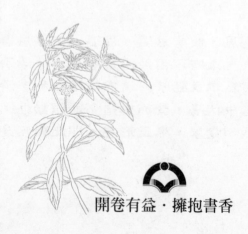

開卷有益・擁抱書香

卷下／平脈法篇第二

平脈法篇章句

平，讀如駢，即辨脈也。蓋三代秦漢之書，有名辨脈，有名平脈，仲景撰用古書，於是取之辨脈者，即名辨脈，取之平脈者，即名平脈，淀其目，所以存古也。或謂無病之平脈者，非。

首章四言成韵，《傷寒》、《金匱》中多有此體。而此章「脈經」引爲仲景脈法，然則此體皆仲景自作與說者。又謂此章論脈法大義，當爲辨脈平脈並言，故有移此章居辨脈之首者，亦有移平脈居辨脈之前者，此皆未深思也。夫平，即辨也。仲景分爲二者，或是「辨脈」，古有其書，掇而錄之，仍其舊名。至於「平脈」，或古有其書，或古無其書，仲景輯錄衆書，參以己說，故別爲此名，附於後與

第一章

觀爲子條記，是下文諸篇，乃仲景自作也。

問曰：脈有三部，陰陽相乘。榮衛血氣，在人體躬，呼吸出入，上下於中，因息游布，津液流通。隨時動作，效象形容，春弦秋浮，冬沉夏洪，察色觀脈，大小不同。一時之間，變無經常，尺寸參差，或短或長，上下乖錯，或存或

亡，病輒改易，進退低昂。心迷意惑，動失紀綱，願為具陳，令得分明。以韵推之，相乘當作相從。

起二句，以陰陽提綱；次六句，言脈體之源流也；「隨時動作」六句，言脈之隨時不同也；「一時之間」八句，言脈之因病改易也；末四句，問詞。進退，言脈之長短盛衰也。低昂，言前後俯仰，如寸浮尺沉、寸沉尺浮也。

師曰：子之所問，道之根源。脈有三部，尺寸及關。榮衛流行，不失衡銓。腎沉心洪，肺浮肝弦，此自經常，不失銖分。出入升降，漏刻周旋，水下二刻，一周循環，當復寸口，虛實見焉。變化相乘，陰陽相干。風則浮虛，寒則牢堅，沉潛水滀，支飲急弦，動則為痛，數則熱煩。設有不應，知變所緣，三部不同，病各異端，太過可怪，不及亦然。邪不空見，中必有奸，審察表裏，三焦別焉，知其所捨，消息診看。料度腑臟，獨見若神，為子條記，傳與賢人。

自首至虛實見焉，亦言脈體之源流也；易春秋冬夏而言腎心肺肝者，四臟通於四氣也；「變化相乘」八句，言脈之應病也；「設有不應」以下，是進推脈之應病，更無定象，勿謂不應。「中必有奸」，為察脈要訣，洵一篇之綱領也。「漏刻周旋」，詳見《靈樞》及《難經》首章。

第二章

師曰：呼吸者，脈之頭也。初持脈，來疾去遲，此出疾入遲，名曰內虛外實也。初持脈，來遲去疾，此出遲入疾，名曰內實外虛也。

頭者，紀數之名也。《內經》曰：脈之行也，以息注來。故以呼吸為脈之紀也。來去者，氣之出入也。出入者，陰陽血氣之內外也。來疾去遲，是出多入少，則氣聚於外，故外實；來遲去疾，是出少入多，則氣聚於內，故內實。外實者，陰之吸力微，故內虛；內實者，陽之鼓力微，故外虛也。「初持脈」句宜著眼，蓋察脈之神，全在有意無意之間，惟初持則指下乍來，心無成見，能得其真。若久持，或不免矜心作意，曲委揣摩，而反失其真矣。故診脈久持而心神溘懣、真象惝恍者，即宜舉指離脈，洗心凝神，重行按下，以審諦也。此章言診脈湏知來去出入、以察其神，洵秘訣也。

第三章

問曰：上工望而知之，中工問而知之，下工脈而知之。願聞其說。師曰：病家人請云，病人苦發熱，身體疼，病人自臥。師到，診其脈，沉而遲者，知其差也。何以知之？表有病者，脈當浮大，今脈反沉遲，故知癒也。假令病人云腹內卒痛，病人自坐，師到，脈之浮而大者，知其差

也。何以知之？裏有病者，脈當沉而細，今脈浮大，故知癒也。

自臥者，不能坐也。自坐者，不欲臥也。答意蓋言脈而知之，亦多神妙，未可言下也。《千金方》引此文下續云：若不癒者，必死，以其脈與病反也。凡醫者，須察證之盛衰，脈之順逆，如脈順病衰則癒，病甚脈反則死。一死一癒，其機甚微，脈而知之，豈曰下乎？夫四診以望居首，以脈居末者，醫師臨證之次序也。後世昧於脈法者，每藉口於末，此章蓋深闢其說矣。

師曰：病家人來請云，病人發熱煩極。明日師到，病人向壁臥，此熱已去也。設令脈不和，處言已癒。

發熱煩極，有邪氣勝而正氣無主者，是真液受傷也。有正氣盛於內，欲逼邪外出而相爭者，所謂大煩口噤，不能言而躁擾者，為欲解也。方煩熱時氣迫於內，必欲向空而自發揚。今向壁臥，是邪退而神倦，欲自息養也。脈不和者，僅不和而無邪脈也，是陰陽未平也。或曰不和，當作自和。

設令向壁臥，聞師到，不驚起而盼視，若三言三止，脈之咽唾者，此詐病也。設令脈自和，處言此病大重，當須服吐下藥，針灸數十百處，乃癒。

此與上節皆言望必參以脈也。望不可專恃，明矣。詐病，有試醫者，有因事者，此以言恐之，蓋惡其試醫也。若因事，當別有權衡。

師持脈，病人欠者，無病也。脈之，呻者，病也。言遲者，風也。搖頭言者，裏痛也。行遲者，表強也。坐而伏者，短氣也。坐而下一腳《脈經》作膝者，腰痛也。《脈經》無「也」字。裏實，護腹如懷卵物者，心痛也。

此節更言望之為法，止可於診脈時藉以知其病之所苦，而不能知其病之原委與其淺深也。欠者，陰陽相引也。相引，即相和矣。呻者，病也，病當作痛。言遲者，風壅腠理，搏入肺中，呼吸喘粗故也。搖頭言者，痛在上裏也。行遲者，寒迫液凝，骨屬不利也。氣出丹田，氣不足，故伏以就之。腰痛，由於裏實，故下一腳以伸其氣，痛在下裏也。護腹如懷卵物者，心下牽引而痛也。舊解以裏實屬心痛，大謬。凡痛，有虛有實。實者，其痛脹悶，恆展其肢體以舒其氣；虛者，其痛拘引，恆曲其胸腹以緩其經。況此節大義在觀外以知內，又何得先言裏實耶？

按：《傷寒論》曰：風溫為病，脈陰陽俱浮，自汗出，身重，多眠睡，鼻息必鼾，語言難出。此言遲為風之義也。

第四章

師曰：伏氣之痛，以意候之，今月之內，欲有伏氣。假令舊有伏氣，當須脈之。若脈微弱者，當喉中痛似傷，非喉痹也。病人云，實咽中痛，雖爾，今復欲下利。

痛，即病也，不可與喉中痛牽說。《內經》曰：天地之氣，勝復之作，不形於診也。《脈法》曰：天地之變，無以脈診，此之謂也。故曰：伏氣之病，以意候之，今月之內，欲有伏氣。正描摹以意候之，謂某月之內天氣不正，當有伏氣也。假令舊有伏氣，謂伏氣欲發，發必動於經氣，即可診脈而知其發於何經也。若微弱者，少陰之病脈也。少陰當咽痛而下利，故可決其喉中似傷，且將下利也。余經仿此。伏氣不見於脈，前人未經發明究竟，亦非全不見脈，但不能預決其發於何經也。故《難經》曰：溫病之脈，行在諸經，未知何經之動也，各隨其經所在而取之。即此義也。

第五章

問曰：人病恐怖者，其脈何狀？師曰：脈形如循絲累累然，其面白脫色也。

人病恐怖，是病也，非有所見也。脈形如循絲累累然者，肝膽氣索也。膽寒，故常病自恐。

《內經》曰：腎肝幷小弦，欲驚。又曰：膽虛則恐，如人將捕之。

問曰：人不飲，其脈何類？師曰：脈自濇，脣口乾燥也。

水入於經，其血乃成。水之精化津，津載血以行者也。

問曰：人愧者，其脈何類？師曰：脈浮，而面色乍白乍赤。

愧者，恐與怒幷也。脈浮，氣不定也。

第六章

問曰：經說脈有三菽六菽重者，何謂也？師曰：脈者，人以指按之如三菽之重者，肺氣也；如六菽之重者，心氣也；如九菽之重者，脾氣也；如上二菽之重者，肝氣也；按之至骨者，腎氣也。

本文《難經》，注詳《脈簡》，此義診內傷尤切，宜深究之。

假令下利，寸口、關上、尺中悉不見脈，然尺中時一小，見脈再舉頭者，腎氣也。若見損脈來至，爲難治。

下利，三部脈伏，惟霍亂有之。久利脈脫，

即尺中再舉頭，其能生乎！竊思不見脈，蓋謂三部盛大，不見應病之脈也，惟尺中時一小弱，且見脈再舉頭，頭者，紀數之名也，謂脈來中止，復澁首紀也，腎氣不續，因下利而衰也。損脈者，動止頻多，真氣損也。臆說如此，未知合否。文義與上節不續，其第四章之錯簡歟？

第七章

問曰：脈有相乘，有縱有橫，有逆有順，何也？師曰：水行乘火，金行乘木，名曰縱；火行乘水，木行乘金，名曰橫；水行乘金，火行乘木，名曰逆；金行乘水，木行乘火，名曰順也。

五行之氣，己強則乘人，己弱則為人所乘，故脈有相乘也。華佗曰：如火病入木，為難治，子不合乘母之逆也。觀於縱橫逆順之名，其虛實難易可睹矣。

第八章

問曰：脈有殘賊，何謂也？師曰：脈有弦緊浮滑沉澀，此六者，名曰殘賊，能為諸脈作病也。諸脈，一作諸經。

弦緊沉澀，陰也，陰盛則人病矣。浮滑，陽也，浮為內虛，滑為內熱。亦有浮滑應指如電掣，按之即散者。《中藏經》以滑為虛，是也。

按：澀脈雖百病所忌，然虛細滑數，勞損已深，脈來時有艱難停止，是內之陰氣猶欲挽留，陰未全絕，即陽未全散。至衛氣奔逸，略無所戀，并此澀象而無之，則短期至矣。此前人所未道也。

第九章

問曰：脈有災怪，何謂也？師曰：假令人病，脈得太陽，與形證相應，因為作湯，比還，送湯，如食頃，病人乃大吐。若下利，腹中痛。師曰：我前來不見此證，今乃變異，是名災怪。又問曰：何緣作此吐利？答曰：或有舊時服藥，今乃發作，故名災怪耳。

脈有災怪，非脈也，病也，亦非病也，乃病人所自作也，謂無妄之災可怪者也。此病家不以情告醫之過也。

第十章

缺冬脈，當是脫簡。

問曰：東方肝脈，其形何似？師曰：肝者，木也，名厥陰。其脈微弦濡弱而長，是肝脈也。肝病自得濡弱者，癒也。

自得者，不改其常也。若但濡弱而無弦，則肝不弦，是無胃氣也。後仿此。

假令得純弦者，死。何以知之？以其脈如弦直，是肝臟傷，故知死也。

但弦而不見濡弱，是肝之真臟也。

南方心臟，其形何似？師曰：心者，火也，名少陰。其脈洪大而長，是心脈也。心病自得洪大者，癒也。

心脈洪大而長，心爲肝子，長者肝脈，子不離母也。諸家只謂浮大而散，是泥於《難經》，而未喻其真也。

假令脈來微去大，故名反，病在裏也。脈來頭小本大者，故名復，病在表也。上微頭小者，則汗出；下微本大者，則爲關格不通，不得尿。頭無汗者，可治；有汗者，死。

來微去大，即所謂來不盛、去反盛也。病在裏者，陰盛也。脈來者，專指來之形勢也，脈之動也。陽氣前至，陰氣後至，故有頭有本。此頭小本大，非陽虛陰實也，乃邪格於表，氣來不能暢達，而鬱於後也，故名復。上，寸口也；微，略也；頭小者，汗出，陽虛不固，故見小弱。下，尺中也；本大者，關格不通，不得尿；陰燥氣浮，故見盛大。《金匱要略》曰：浮者在後，其病在裏，腰痛背強不能行，必短氣而極。即此義也。此於脈來過指之時，分別首尾大小，以決表裏、上下、虛實之病，是診法之極細者。

末二句，義似不續。若謂關格不通而頭有汗，是陰氣不得下通，而隨陽氣以上越也，則必脈來上頭大、下本小矣。此節與夏脈不屬，疑是第二章錯簡。

按：濕家下之，額上汗出，小便不利者，死；下利不止者，亦死。又「太陽篇」：陰不得有汗。今頭汗出，故知非少陰也。注云：少陰證，但頭汗出，則死矣。仲景論頭汗死證止此，其後條解者，即援為本節注腳。蓋寒邪干心，本為賊邪，寒束於外，火鬱於內，其根未拔；火越於上，寒逼於下，則根拔矣。頭小本大，其脈為短，與長相反，是寒水凌心之象也。頭汗不尿，是上竭下厥之候也。

西方肺脈，其形何似？師曰：肺者，金也，名太陰。其脈毛浮也，肺病自得此脈。若得緩遲者，皆癒；若得數者，則劇。何以知之？數者，南方火，火剋西方金，法當癰腫，屬難治也。

秋，揪也，斂之義也。人氣乍斂，則外不能盛；而炎夏久汗，津液不充，則內不能實。毛浮者，略沉於夏脈，而浮候輕虛如毛，不及夏脈之洪大也。故《內經》曰：秋日下膚。非極浮薄中空，無根如毛之輕也。癰腫脈數，非難治；癰腫在肺，而肺脈數，則難治也。

第十一章

問曰：二月得毛浮脈，何以處言至秋當死？師曰：二月之時，脈當濡弱，反得毛浮者，故知至秋死。二月肝用事，肝脈屬木，應濡弱，反得毛浮者，是肺脈也。肺屬金，金來剋木，故知至秋死。他皆仿此。

此即《內經》所謂春胃有毛曰秋病，毛甚曰今病。又所謂脈不得胃氣者，肝不弦是也。二月木氣用事，反見金氣，則木氣已微，故至秋死也。不但此也，木氣從水生，脈當兼沉，乃為有根。毛浮者，陰竭無根也。夏陽得令，氣與時順，故猶可持。至秋則氣當內斂，而內無陰以接引之，故不能內濟，而外脫以死也。若更見躁疾，夏即當死，不待秋矣。

第十二章

師曰：脈，肥人責浮，瘦人責沉。肥人當沉，今反浮，瘦人當浮，今反沉，故責之。

李士材書，有謂肥人當浮，瘦人當沉，義各有當。

第十三章

師曰：寸脈下不至關，為陽絕；尺脈上不至關，為陰絕。此皆不治，決死也。若計其余命死

生之期，期以月節剋之也。

寸脈，是僅寸有脈也。下不至關，是尺無脈也，故為陽絕於陰。尺脈上不至關，仿此。兩「絕」字，如「極」字之義，謂絕類離群而孤立也。不然上部無脈，下部有脈，是為有根，豈遽曰決死不治耶？蓋凡脈之上下不至關者，有上越下脫，亦有上格下鬱，何以別之？察其脈之有神無神而知之。期以月節剋之者，月節五行之氣與臟腑五行之氣相感通者也。

第十四章

師曰：脈病人不病，名曰行屍，以無王氣。卒眩仆，不識人者，短命則死。人病脈不病，名曰內虛，以無穀神。雖困，無苦。

王氣，即四時五行之王氣，具於五臟者也。氣當王而不能王，是根株已絕，臟氣不能自主，故將卒眩仆，不識人，不能盡其天年而死也。卒者，不知何時，旦暮不保之意也。五色以候外，五脈以候內。內虛者，內無邪氣也。穀神者，胃氣也。「無」當為「有」，諸家曲說不足信也。果無穀神，猶得曰脈不病耶？

第十五章

問曰：翕奄沉，名曰滑，何謂也？沉為純

陰，翕為正陽，陰陽和合，故令脈滑。關尺自平，陽明脈微沉，飲食自可。少陰脈微滑，滑者，緊之浮名也，此為陰實，其人必股內汗出，陰下濕也。《金匱》腎水者，腹大，臍腫，腰痛，陰下濕如牛鼻上汗，其足逆冷，面反瘦。

此反覆以釋滑脈之義也，翕，即《論語》翕如之義。《素問》曰：陰陽相過，名曰溜。溜，即滑也。相過者，由沉出浮，由浮入沉，是陽涵陰、陰透陽，脈之來也，自具起伏闔闢之致，故曰滑也。「關尺自平」四字尤為緊要，即陰脈與陽脈同等之緩脈是也。忽浮忽沉，若無正形，但見指下搏擊，便非平脈矣，陽明脈微沉以下是也。陽明脈，關上也。胃中陽氣充足，脈當浮盛，今微見沉，是陽氣漸不充舉矣。飲食自可者，陽未甚衰，自能消穀，而津液有餘，亦即由此，是胃陰漸盛於胃陽矣。少陰脈，尺中也。微滑者，似滑也。似滑者，以其非陰陽和合、關尺自平之滑，而應指堅搏，起伏有力，是緊而能浮，因亦名之為滑也。此陰氣偏實而有餘，故獨尺脈流利搏指也。陰有餘，而陽氣不能升舉而宣行之，則陰氣不攝而下溜，而有股內汗，陰下濕諸證矣。股內陰下，陰氣所行之部，水流濕故也。後世以尺滑主遺濁，是亦陰氣有餘而下溢，陽氣不能升攝也。漏久則陰氣日枯，陽氣日損，飲食日衰，脈且變澀矣。緊而滑者，即動脈也。

第十六章

自首至此，皆論診脈之法與諸脈之所以然也。

問曰：曾為人所難，緊脈從何而來？師曰：假令亡汗若吐，以肺裏寒，故令脈緊也；假令咳者，坐飲冷水，故令脈緊也；假令下利，以胃中虛冷，故令脈緊也。

此反覆以明緊脈之義也。三個假令，自是發凡之例詞，緊脈之原，固不止此，然大義已盡，客寒外襲與虛寒內生而已。汗吐而肺寒，是因汗吐傷陽，以致肺寒也；下利而胃冷，是因胃冷以致下利也。

第十七章

此章揭明榮衛為脈之本，是後七章諸脈主病之根源也。

寸口衛氣盛，名曰高；榮氣盛，名曰章；高章相搏，名曰綱。衛氣弱，名曰愢；榮氣弱，名曰卑；愢卑相搏，名曰損。衛氣和，名曰緩；榮氣和，名曰遲；遲緩相搏，名曰沉。

此明脈之形勢，本於榮衛，示人以察脈、決病之真詮也。前六者，人以不經見而怪之；後三者，人又以習見而忽之。夫衛為葉，榮為根；衛

主外，榮主內；衛主脈之浮，榮主脈之沉；衛主脈之勢，榮主脈之形。九者，只是從形勢分見合見處，推見人身陰陽血氣之盛衰。凡診脈者，皆宜識此。衛氣盛者，動勢大也，來盛去衰，氣揚於上，故曰高。榮氣盛者，脈形充也，指下圓實，氣壯於中，故曰章。二者並見，形壯勢大，故曰綱，如網之綱也。衛氣弱者，趯趯而來，去不大也，如有所怯而不敢進，故曰惵。《脈經》曰：脈來惵惵，按之不彈手是也。榮氣弱者，軟而薄也，故曰卑。卑，下也。所謂其脈沉者，榮氣微是也。二者並見，形虛勢陷，脈來短小，故曰損。損，減也，不足之謂也。衛氣和者，不盛不弱，但不得榮氣以斂之，則經絡縱弛，故曰緩。緩者，寬鬆，有散之意焉。榮氣和而不得衛氣以鼓之，則津液壅窒，故曰遲。遲者，濡滯，有澀之意焉。二者並見，緩既重而難舉，遲又怠不欲進，故曰沉。沉，猶陷也，滯也。

按：本篇如首章設有不應一段，與次章論出入，十章論頭本，及此章論榮衛，皆診法中無上妙義也。

第十八章

自此至末，皆言各脈之主病也。脈之主病，原不止此，蓋舉其病之大者言之耳。

寸口脈緩而遲緩則陽氣長，其色鮮，其顏

光，其聲商，毛髮長；遲則陰氣盛，骨髓生，血
滿，肌肉緊薄鮮硬；陰陽相抱，榮衛俱行，剛柔
相搏，名曰強也。

此與下節合，寸口、趺陽以明陰陽血氣強實
太過之病變也。此緩而遲，與上章義同，非是榮
衛相和也。漸和則緩，緩則陽氣長，而其色鮮，
顏光，聲商，髮長，陽主外也。榮和則遲，遲則
骨氣盛，而骨髓生，血滿，肌肉緊薄鮮硬，陰主
內也。此所謂陰陽相抱、榮衛俱行也。陽剛陰
柔，二氣相搏，其人似強，故名曰強也。雖然強
矣，滿於中而溢於外，至於色鮮，顏光，肌肉緊
薄，未免有肥盛太過壅實之虞矣。

趺陽脈滑而緊，滑者胃氣實，緊者脾氣強，
持實擊強，痛還自傷，以手把刃，坐作瘡也。

寸口脈緩而遲，固曰強矣。必趺陽脈亦緩而
遲，乃為胃氣如經而無患也。若滑而緊，滑者陽
盛，故為胃氣實；緊者，堅實之意也，陰盛，故
為脾氣強。胃實脾強，飲食倍進，氣血愈實。本
強矣，而又以實益之，是謂持實擊強。本已髓生
血滿、肌肉緊薄鮮硬矣，後益者何所容耶？氣血
過實必壅，肌肉必見痹痛，其經絡之中悶脹萬
狀，必將持刃自傷，如有邪祟，而非祟也。《靈
樞》所謂脈氣輩至，即自嚙舌、嚙腮之類是也。
坐如驚沙，坐飛之坐，謂無因而突然也。氣爭於
脈外氣分，則棄衣逾垣之事起矣。氣爭於脈中血

分，則自嚙自刃之災作矣。其厥而卒倒者，氣實內乘臟腑也。故凡色鮮，聲商，肌肉緊薄鮮硬此等，其後病狂、病厥者，吾見屢矣。《金匱要略》曰：脈沉大而滑，沉則為實，滑則為氣，實氣相搏，則為卒厥。沉大，即緊之類也。

第十九章

癮疹身癢，是因風不得泄。而曰泄風者，在表而未內陷也。

寸口脈浮而大，浮為虛，大為實。在尺為關，在寸為格。關則不得小便，格則吐逆。

此與下節合，寸口趺陽以辨關格也。論曰：脈浮大者，氣實血虛也。大者，來盛去衰也。血陰氣陽，陰虛陽實則病根於陰，證見於陽。故實者在尺，是陽氣下并而為關實者；在寸，是陽氣上越而為格。關者，陰為陽擾，不得清肅下降也。格者，孤陽獨行，厥氣上逆也。《素問》曰：陰陽不相應，病名曰關格。

趺陽脈伏而濇，伏則吐逆，水穀不化，濇則食不得入，病名曰關格。

寸口浮大，關格之病已見矣。而趺陽之脈亦有關格，與寸口不同。伏者，沉之極也。陽氣衰微，不能鼓動，故胃寒而吐逆，水穀不化也。濇則陰氣鬱結，中焦不暢，故食不得入。趺陽主

胃，胃主中焦，中焦不通，則上下亦將隔絕矣，故亦名曰關格。前關格分主上下，此關格止主中焦，今謂之寒膈是也。

脈浮而大，浮為風虛，大為氣強，風氣相搏，必成癮疹。身體為癢，癢者名泄風，久久為痂癩。此文又見《金匱·水氣篇》中。

脈，跗陽也，承上節而言。跗陽脈亦浮大，與寸口同也。跗陽候陽，寸口候陰，陰陽二部皆見浮大，是一身上下氣浮於表矣。氣浮於表者，邪盛於表也。故浮為風虛，風邪耗液而榮虛也；大為氣強，漸為邪鼓而氣強也。風邪與漸氣相搏，其即發者，必成癮疹。身體為癢，癢者名泄風，謂風有所泄也。《內經》曰：外在腠理，名為泄風是也。若久而不泄，侵入榮中，則風與濕相搏，為痂癩矣，疥瘡是也。世謂疥瘡發於脾胃，正與此合。

第二十章

寸口脈弱而遲，弱者衛氣微，遲者榮中寒。榮為血，血寒則發熱。衛為氣，氣微者心內飢，飢而虛滿，不能食也。

此合下節，以明胃陽不足之脈證也。弱者，形無力也；遲者，勢不振也。弱為氣衰，故漸氣微；遲為氣滯，故榮中寒。榮主血，血寒者，漸

氣不能內溫也；衛不內溫，則必外越，故發熱。衛主氣，氣微者，榮氣不能內充也；榮不內充，則津涸而氣亢，故心內苦飢，而又虛滿不能食也。

　　趺陽脈大而緊者，當即下利，為難治。

　　不能食，則胃氣益虛，而趺陽脈亦必遲而弱，不待言矣。若大而緊，大則為芤，緊則為寒，是不但陽虛於內，而且陰盛於內矣，故當即下利也。陰盛於內，則陽無根而難復矣。故凡病發熱，胸滿，不能食，而又下利，罕能癒者，是噤口利之類也。

第二十一章

　　寸口脈弱而緩，弱者陽氣不足，緩者胃氣有餘，噫而吞酸，食卒不下，氣填於膈上也。

　　此合下節，以明胃陽不宣之脈證也。前弱而遲，是陽衰於內；此弱而緩，是陽鬱於內。弱者，應指無力，故為陽氣不足。陽氣者，衛外為固，發於肺者也。緩者，脈體柔軟，故為胃氣有餘。胃氣者，水穀之津液，即榮氣是也。榮強衛弱，胃氣不能流通，而陷積於中焦，胃以降為功者也。今陽氣不足，遏其胃氣之外行，是猶瓶之窒其上口，而其下滴水不能漏也。故噫而吞酸，食卒不下。氣填膈上者，胃中濁氣不降而上蒸，

使胸中痞滿也。故凡治吞酸不宜用熱藥者，以其非陽虛也。寒濕上盛，陽爲所遏，宣導之，斯癒矣。

跌陽脈緊而浮，浮爲氣，緊爲寒。浮爲腹滿，緊爲絞痛，浮緊相搏，腸鳴而轉，轉即氣動，膈氣乃下。少陰脈不出，其陰腫大而虛也。

跌陽，爲胃之下腧，寒濕填於膈上，脈象變見於寸口。膈氣若下，當診跌陽與少陰矣。浮爲氣實，緊爲血寒；氣實於外，不能歸根，故腹滿；血寒於經，阻其隧道，故絞痛。此中焦腸胃之證，與噎而吞酸相因者也。浮緊相搏者，氣與寒相逐也。相逐則有時腸鳴，而中焦氣轉矣。中焦氣轉，則上焦氣動，而膈上氣乃下矣。雖然，未可爲病癒也。少陰，太溪也。若此脈不出者，是又寒濕之氣下陷少陰，結於陰器，其陰必腫大而虛也。虛者，其中無物，一朝氣上，旋復消也，此寒疝證也。疝本於肝，今胃陽不運，不能驅除寒濕根株，以致氣上下走而成此證者，蓋胃氣不宣，則肝氣必鬱，況寒濕下合耶！昔人謂吞酸日久不治，必成臌脹，亦此意也。觀此則治疝，必注意脾胃矣。

第二十二章

寸口脈微而濇，微者衛氣不行，濇者榮氣不足。榮衛不能相將，三焦無所御，身體痹不仁。

榮氣不足，則煩疼，口難言。衛氣虛，則惡寒，數欠。三焦不歸其部，上焦不歸者噫而醋吞，中焦不歸者不能消穀引食，下焦不歸者則遺溲。

　　此合下節，以明身痹之脈證也。《內經》曰：漸氣不爲痹，究竟漸氣周行，則身不痹。故仲景必推本於漸氣不行也。《內經》之意謂痹則漸氣別行其道，其慓疾滑利不因痹而阻耳。微者，來去不大也。榮氣不足，則經隧不利，故脈澀。榮氣既滯，而漸氣之力又不足以推蕩之，則二氣不調，失其常度，運行不周，三焦失養。其氣不能滲於身，以溫肌肉充腠理，而身體有痹而不仁者矣。身體既痹，則榮漸更衰矣，三焦更失其職矣。榮屬於心，心液不足，則虛熱內生，故煩而似疼，其狀難言也。漸屬於肺，肺主皮毛，故虛則惡寒。其數欠者，上下氣不相續也。三焦雖是一氣，而各有其部，即各有其職。不歸者，失其常度也。上焦爲開，中焦爲樞，下焦爲闔，皆氣之所爲也。既不得其氣，能成其功用乎？故噫而醋吞，諸證見也。

　　趺陽脈沉而數，沉爲實，數消穀。緊者，病難治。

　　若身痹之時趺陽脈沉而數，沉爲內實，內實而數，是真氣不能達於周身，而猶未衰於臟腑也，故消穀。消穀則食入於陰，長氣於陽，而痹可治也。不數而緊則內寒，而真氣不可恢復矣，

故難治。一說緊者，沉數而緊也。緊為弦細之名，弦細而數‧本為勞脈，在胃經水穀之海，多氣多血，尤不宜如此枯索也，故難治，亦通。

第二十三章

諸證多屬肺癱。肺癱固多成勞損，而勞損不盡由肺癱，則此章之義似當以肺癱為主。四屬斷絕，所謂肺熱葉焦，發為痿躄者也。

寸口脈微而澀，微者衛氣衰，澀者榮氣不足。衛氣衰，面色黃；榮氣不足，面色青。榮為根，衛為葉，榮衛俱微，則根葉枯槁，而寒栗咳逆，唾腥吐涎沫也。

此合下節，以明勞損之脈證也。前言微者，漸氣不行，不行者，以其衰也。漸衰面黃者，氣不行則血滯，血滯則色黃；榮微面青者，血不足則膚夭，膚夭則色青；血虛且滯，青黃雜見。榮根漸葉，根裏葉表，二氣俱微，表裏俱病，不但面色蒼黃見於外，而且寒栗，咳逆，唾腥，吐涎沫，諸證生於內也。寒栗者，真火不足於三焦，而腎經寒水之氣上犯心包也。咳逆者，寒水之氣上犯於肺也，此漸氣不溫也。唾腥，吐涎沫者，津液上湧也，津液本藉大氣以通行腠理者也。漸衰則榮索，其飲食既不能化津液以充肌膚，其肌腠固有之津液又將日漸內縮，隨逆氣而上出。體瘦甲錯，即由於此，此榮氣不潤也。

趺陽脈浮而芤。浮者衞氣衰，芤者榮氣傷，其身體瘦，肌肉甲錯。浮芤相搏，宗氣衰微，四屬斷絕。

寸口微澀，而見上文諸證，則勞損已成，而趺陽脈必浮而芤矣。浮者，泛泛然而來去無力也，故為漸衰；芤者，按之內虛，故為榮傷。榮傷則無以充肌肉而潤皮膚，必身體瘦而肌肉甲錯矣。謂皺揭，如鱗甲參錯也。浮芤相搏，氣既不能生血，血愈不能養氣，漸散榮敗。宗氣者，榮衞之所合也，積於胸中，以行呼吸而主一身之動靜者也。將見宗氣衰微，呼吸喘促，而四肢斷絕，手足不用，著床不起矣。斷絕者，謂血氣不至其處也。

第二十四章

寸口脈微而緩，微者衞氣疏，疏則其膚空；緩者胃氣實，實則穀消而水化也。穀入於胃，脈道乃行，水入於經，其血乃成。榮盛則其膚必疏。三焦絕經，名曰血崩。

此至篇末，皆以明厥之為病有表虛、裏實、外寒、內熱、乘腑、乘臟之不同也。疏，散也，氣散不固，則力不盛，故脈微而膚空。胃氣實者，濕熱盛也，經絡縱弛，故脈緩。濕熱者，水穀之氣也。穀道水化，故實也。凡人稟賦既偏，則水穀多從偏勝之氣化，而勝者愈勝，弱者愈

弱。此人漸氣既疏，故水穀得胃氣之消化偏助榮氣，其榮益盛。榮盛者，體肥也。榮盛而漸氣不足以運之，玄府必疏。氣無所束，而三焦之升降出入者，散而失紀。氣失其紀，則血失其道，何者？氣既外散，即不內充，而血之藉氣推行者，其力微矣，故津液菀為痰涎也。崩，壞也。世謂肥人多痰，又謂肥人多患類中風，即此義也。此節明厥之本起於氣虛血實也，其後則血濇氣壅而病成矣。厥成於陰虛者，津液不足也。此云血實者，非真血實也，痰涎自盛也。

趺陽脈微而緊，緊則為寒，微則為虛，微緊相搏，則為短氣。

前節是厥病主脈，此下趺陽、少陰四節，變脈兼脈也。趺陽脈，候胃脘之陽氣者也。前云胃氣實，趺陽脈亦必緩，可知矣。若微而緊，是氣本虛而血又寒。寒則血凝，氣不能運。呼吸短氣，是不但在表之漸氣不足，而在裏之宗氣亦不足矣。宗氣者，大氣之行呼吸，主持一身之氣機闔闢者也。

少陰脈弱而濇，弱者微煩，濇則厥逆。

少陰脈，候腎中真陰真陽之元氣者也。弱者，真陰虛而生內熱，故微煩，煩則有眩暈之事矣。濇者，脈道不通而氣不接續也，故厥逆。厥逆者，四肢時時逆冷也，是氣機愈不利而外寒內

熱之勢成矣。合上節觀之，始因血寒而氣不運，繼因氣鬱而內化熱。《內經》曰：陽之氣，以天地之疾風名之。鬱之，則發暴。而又血凝經隧，使不得遁其正道，逼迫交爭，有不令人卒厥者乎？

趺陽脈不出，脾不上下，身冷膚硬。

不出者，伏而無脈也，是其氣機已窒。脾澀不通，氣不上下矣。身冷膚硬，所謂屍厥也。

少陰脈不至，腎氣微少。精血奔，氣促迫，上入胸膈。宗氣反聚，血結心下，陽氣退下，熱歸陰股。與陰相動，令身不仁，此為屍厥，當刺期門、巨闕。西醫略論云：股陰動脈略與腎囊相對。

不至者，沉細不能應指也。腎氣者，真陰之氣也。真陰微少，則真陽無所涵養依戀，而精血奔，氣促迫，上入胸膈。胸膈者，宗氣之部也。下焦虛陽之氣逼迫上焦，則宗氣不得調暢，呼吸短促，有升無降，且血隨氣升，亦結於心下而不散矣。血，即瘀涎之類也。《內經》謂大怒氣逆，血菀於上，使人薄厥，亦此義也。宗氣與血結聚心下，陽氣之促迫上奔者，既不能上通，又不能四達，因退下而熱歸陰股。不行於陽，只動於陰，是血並於上，氣並於下，上實下虛，心迷無知，而身不仁矣。扁鵲之治虢太子，即其事

也。原注曰：刺期門者，以通心下結血；刺巨闕者，以行胸中宗氣。

首節言氣虛血實，厥之本也；次二節血實氣壅，由寒化熱，厥之機也；此二節氣窒氣亂，厥之成也。

寸口脈微，尺脈緊，其人虛損多汗。知陰常在，絕不見陽也。

寸為陽，微者，陽氣衰；尺為陰，緊者，陰氣盛。是其人內之真陽虛損，而外之衛陽又不能自固，而多汗以泄之。有陰無陽，故其脈如此。

凡人陰陽血氣有偏實者，固必有偏虛。厥之為病，究不成於偏虛而成於偏實。偏實者，非陰氣也，陽氣積於一偏而無所泄，乃逼迫妄行而卒倒。此尺緊多汗，只是陽虛陰實，且汗多氣泄，亦為虛損，不為厥也。故竊疑與前後論厥諸文不續也。意者，言陰實而陽有所泄，即至妄泄成損，亦不成厥，以反證厥之成於偏實耶。

寸口，諸微亡陽，諸濡亡血，諸弱發熱，諸緊為寒。諸乘寒者，則為厥，鬱冒不仁，以胃無穀氣，脾濇不通，口急不能言，戰而慄也。

諸，賅詞，皆也，但也。言三部九候，皆但見此，不雜和他脈也。微者，來去不盛也，故為亡陽；濡者，浮而應指無力也，按之即乏，故為

亡血；弱者，緩之甚也，形體縱弛而無所斂，是陰虛也，故發熱；緊者，斂之甚也，陰盛而不得陽以和之，故為寒。諸，賅微濡弱而言也。寒，即緊也。言其人平日脈見微濡弱，是為內虛而亡陽亡血，發熱，氣血有妄行之勢矣。勿乘之以寒，而脈見緊，是遏其氣血之妄行者，使積於一偏而鬱而不宣也，故遂厥而鬱冒不仁矣。所以然者，由於胃無穀氣，津液不充，脾濇不通，氣機不利，故外寒乘之，即陽結於內，陰肆於外，而口急不能言，戰而栗也。此節蓋總束前文，以明厥之起於內虛，成於內實。其所以由虛變實，由於中焦不能健運也。然則厥病並非內寒，治厥者，但宣上焦之陽，開中焦之鬱，鎮下焦之逆而可矣。

《靈樞·脹論》曰：衛氣之在身也，常然並脈循分肉，行有逆順，陰陽相隨，乃得天和，五臟更始，四時循序，五穀乃化。然後厥氣在下，營衛留止，寒氣逆上，真邪相攻，兩氣相搏，乃合為脹也。《素問·調經論》曰：氣血以並，陰陽相傾，氣亂於衛，血逆於經，血氣離居，一實一虛。血氣相失故為虛焉，血與氣並故為實焉。氣之所並為血虛，血之所並為氣虛，血氣並走於上，則為大厥。厥則暴死，氣復反則生，不反則死矣。是脹與厥皆氣之實而逆也，非虛而脫也。自臟腑而逆向外則為脹，自經絡而逆向內則為厥。逆者，脈氣並至也。曰逆、曰並、曰搏、曰

爭、曰菀、曰薄、曰煎，曰張、曰亂，皆厥之情
也。明乎此，而厥之是實非虛，昭然若揭矣，氣
機乍窒而停故也。若虛而脫者，直謂之脫，不名
厥也。故古人凡於氣之逆而亂者，皆謂之厥，未
聞虛損亦謂之厥也。

問曰：濡弱何以反適十一頭？師曰：五臟六
腑相乘，故令十一。

此因上節而推論也。濡弱既各有主病矣，何
以返通十一頭，俱宜兼濡弱耶？適，猶通也，宜
也。頭者，紀數之名，今謂之項，古謂之首。乘
者，交和之義也。答言此是五臟六腑之本氣自相
乘，所謂胃氣也，與正氣虧虛、病脈之濡弱，自
不同耳。須重讀五臟六腑，意自顯然。

問曰：何以知乘腑？何以知乘臟？師曰：諸
陽浮數為乘腑，諸陰遲澀為乘臟也。

乘腑乘臟，厥之所以辨吉凶也。諸陽諸陰，
以部位言，寸也、浮也、趺陽也，為諸陽；尺
也、沉也、少陰也，為諸陰。浮數為陽脈，見於
陽部，其氣有外達之機，故乘腑即愈。遲澀為氣
血兩虧，陰脈見於陰部，其氣有內熄之勢，故乘
臟者危也。蓋氣機不轉，始厥而繼脫矣。

此上七章，固合寸口、趺陽、少陰三脈以決
病矣。要之，寸口自為各病主脈，且趺陽、少陰
脈變，寸口脈必無不變。所以偏診者，欲藉旁證

以審真耳。《內經》曰：氣口獨為五臟主。不亦宜乎。

按：二篇大義，是統冠《傷寒》、《金匱》兩書，非專以《傷寒》也。故「辨脈」所論，乃外感傷寒之事；「平脈」所論，乃內傷雜病之事。即如「辨脈」次章之論陽虛惡寒、陰虛發熱，九章之論亡血失精，二十一章之論癰膿，皆以其脈與證有似傷寒，而因以辨其疑也。「平脈」之論膈、論痢、論疝、論痺、論厥，詞旨顯然。而前賢之注，索隱鉤深，卒未有肯指明何病者，豈以道破便著滯相而不靈耶？仲景果何為作此惝恍無據之文也，且篇中多合寸口、趺陽以論斷一病，前賢每離二脈而各類之，讀之殊覺事理乖隔不全矣。宜其不能一一指明也，蒙昧千秋，莫此為甚。不揣狂愚，僭為揭出，理不必深，但期澈實，論不必高，但求適用，知我罪我，聽之而已。

又按：拙注用意，固欲上協經旨，下澈實事，不涉空談也。獨「平脈」第十七、十八章經文明言：榮和衛和，陰陽相抱，榮衛俱行。注乃謂非榮衛相和，不免可疑，謹再申之。蓋經文措詞以不盛不衰為和，和，即平也；相抱，幸其未離也；俱行，幸其無滯也，非合同而化之義也。《傷寒論》曰：病常自汗出者，此為榮氣和。榮氣和者，衛氣不共榮氣和諧也。復發其汗，榮衛和

則癒。若以後世文理律之，豈有衛既不與榮和，而反得謂之榮和者耶？此經義之可據也。每診身體肥健者，其脈注注指下通長圓潤，非緩也耶。其起伏也，自沉從容上浮，自浮從容下沉，非遲也耶。其人一生無病，有病即死，恆多短命，罕至五十歲者。七年之內已診四人，此人事之可據也。推原其故，榮衛果是相和，方脈未動之頃，指下當不見脈之圓管，既見圓管，即是脈中脈外氣不相貫矣。又其來也，似不能極頂，其去也，似不能極底，起伏從容，實怠緩也。只因榮衛兩平，不相軒輊，不相傾軋，故直謂之和耳。其實各行其道，兩不融洽，已隱有渙散之機矣。其死多在四十後者，經曰：年四十而陰氣自半也。故一旦或因憂思，或因勞倦，或飲食傷重，或六淫感深，以致兩邊輕重稍偏，即豁然潰決，不可收拾矣。此等人多是肉堅骨重，色鮮潤而有浮光，聲粗雄而少餘韵。經旨人事，尤堪互證矣。至於手刃作瘡，乃以強益強，濕熱增長，氣血沸騰，此榮衛搏激之事也。即如遍身脹癢，抑搔不止，皮破血出；又如癰疽漫渙，不能作膿；或流清汁，以致於死，皆其類也。經特言其暴者。

又按：「辨脈」第十五章：「以少陰脈弦而浮才見，此為調脈，故稱如經也」。注言未曉。今伏思之：當是以「少陰脈弦」，句；「而浮才見」，句；此為調脈，句。蓋少陰下利，脈當微弱。今脈乃弦，而其弦又僅於浮分才見之，此因

下利澈泄下焦之陽，而真陰未動，本經沉分之脈
自調也。第十六章：「榮衛內陷，其數先微，脈
反但浮，其人必大便硬，氣噫而除」一節，注中
詞義未暢，謹再申之。經蓋推原表證妄下，榮衛
內陷，其脈未遽數也，而先見微，其微復只見於
浮。反，復也。但，只也。始終，只如此也。便
硬氣噫，津虛氣結而痞也。又云：「本以數脈動
脾，其數先微，故知脾氣不治」者，是申明數則
動脾之義，正以其數先微故也。下乃歸到正面
云：「今脈反浮，其數改微」者，謂今脈仍舊是
浮，而其象已數而改微矣。此津液不復，虛陽外
並，故曰邪氣獨留也。合觀全文，脈在浮分，始
終未改，只因氣陷於內，而浮先見微，氣復於
表，而浮又變數耳。便硬氣噫，是先浮微之見
證。「心中則飢」以下，是今浮數之見證也。大
抵太陽病妄下，有下利不止者，有大便反硬者，
二者皆有寒有熱也。利家，其初為協熱，謂驅抑
其熱而下也；其繼或傳太陰而脈沉遲，或傳少陰
而脈沉細，是熱盡而寒矣，必其人陽氣不盛故
也。有傳為熱利而便膿血者，必其人陽盛而又有
濕故也。硬家，其初為結胸，為痞氣，是氣不隨
津液俱下，而結於上中焦也。其繼或傳陽明內
實，或傳本經畜血，由燥轉熱矣，必其人陽盛故
也。此節論脈，始終見浮，是陽氣未肯全伏，故
津液未得遽還，虛陽遽還於表，脈變見數也。結
末「惡瘡」一語，可想見其氣強血熱之概矣。寒

實結胸，必其人陽氣不盛而又下藥太寒，藥去寒
在，氣津交洹。若不利者，再以熱藥下之；若下
利不止者，當死。救之之法，熱固之劑佐以宣通
氣化，如四逆白通輩。

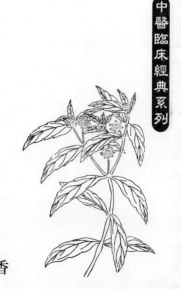

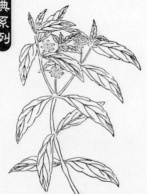

開卷有益‧擁抱書香

重訂診家直訣

周學海脈書之四

文興出版事業有限公司　重刊

皖南建德周學海澂之　原著

丙戌年

重訂診家直訣／目錄

中醫臨床經典系列

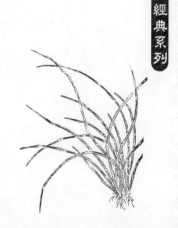

重訂診家直訣／序

　　醫有四科：曰脈，曰證，曰藥，曰方。知脈而後知證，知藥而後能方，故脈尤汲汲也。拙著《脈義簡摩》《脈簡補義》《診家直訣》《辨脈平脈章句》，凡四種都十四卷，博采百家，參以己說，名雖四種，義實相承。卷帙既繁，脈絡難貫，專取一種，又苦弗完，茲特撮其要者，簡之又簡，別爲此編，名曰《重訂診家直訣》。

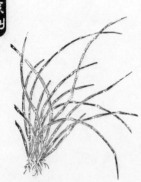

開卷有益・擁抱書香

重訂診家直訣／卷上

指法總義

診脈之指法見於經論者：曰舉，曰按，曰尋，曰推，曰初持，曰久按，曰單持，曰總按。無求子消息七法：曰上竟、下竟，曰內推、外推，曰浮按、中按、沉按。更有側指法、挽指法、輾轉指法、俯仰指法，舉而復按、按而復舉，是操縱指法。若是者，皆有舊論可考也。至於私心所創獲，與得諸益友所訓示者，則又有移指法、直壓指法。夫脈有四科：位、數、形、勢而已。位者，浮沉尺寸也。數者，遲數促結也。形者，長短廣狹厚薄粗細剛柔，猶算學家之有線面體也。勢者，斂舒伸縮進退起伏之有盛衰也。勢因形顯，斂舒成形於廣狹，伸縮成形於長短，進退成形於前後，起伏成形於高下，而盛衰則貫於諸勢之中以為之綱者也。此所謂脈之四科也。指法即由此而辨，曰舉按，以診高深也；曰上下，以診長短也；曰尋推，以診廣狹厚薄曲直也；曰初持久按，以診遲數滑澀止代也；曰單持總按，以診去來斷續也。病者氣口處骨肉不平，須用側指法。病者不能平臂而側置，須用挽指法。俯仰者，三指輕重相畸也。輾轉者，一指左右相傾也。操縱者，舉按迭用，以察根氣之強弱。《難經》所謂：按之軟，舉指來疾者，此

也。惟三指總按橫度三關，三指縫中，各有其
隙。若三部脈形不同，如寸澀尺滑、前小後大，
即無由得其接續之真跡。昔有同學示以移指法：
如先診三關，再略退半部，以食指加寸關之交，
中指加關尺之交，終以有隙而其真不見。後乃自
創一指直壓之法：以食指直壓三關，而真象迸露
矣。小兒脈位狹小，以食指橫度脈上，而展轉以
診之。

二十四象會通

　　浮沉，以診氣之升降也。陽不能降，則脈見
於浮；陰不能升，則脈見於沉。前人每以脈之在
浮、在沉，與脈之能浮、能沉相混。能浮能沉，
乃高深之義也。

　　遲數，以診氣之躁靜也。躁有因熱，有因
燥；靜有因寒，有因虛，而皆有因鬱。按：《內
經》手躁足靜與遲數不同，手經之道近，其氣至
也迫；足經之道遠，其氣至也緩，故有躁靜之殊
也。然先至者不能先去，必待後至者去，而始能
與之俱去，故無遲數之異也。滑伯仁謂：察脈須
識上下去來至止，至止即察躁靜之事也，察其停
於下者之久暫，又察其鼓於上者之久暫，而陰陽
噓吸之躁靜了然矣。

　　強弱，以診勢之盛衰也。應指有力謂之強，
無力謂之弱。前人每以脈形之軟硬與脈勢之盛衰

相混，《內經》凡言脈之大小，多指動勢之盛衰也。

剛柔，以診形之軟硬也。形軟有因血虛，有因濕熱；形硬有因血實，有因風寒，此即《內經》之所謂緩急也。

滑澀，以診形之枯潤也。血有餘則脈滑，血不足則脈澀，然血由氣行，故亦可澂氣之盛衰云。氣血必有津以載之，始能推行滑利。故《內經》以滑為陰有餘，澀為陽有餘，陰即津液也。

斷續，以診氣血之通塞盛衰也。有形之斷續，長短是也；有動之斷續，促結澀代是也，此條專言動之斷續。應指有力、有神，屬於通塞；無力、無神，關於盛衰；亦有無力而有神者，微衰而兼塞也。來去停勻、五十不代謂之續；參伍不調、有來有去謂之斷。其敗也，蝦游、魚翔、屋漏、雀啄，塞者血塞也，衰者氣衰也，敗者氣血俱敗也。

長短，以診氣之鬱暢也。氣暢則雖弱而亦長，氣鬱則雖強而亦短。按：氣有出入，有升降。出入，橫也；升降，直也。風寒外束，氣出不利，脈來弦緊；痰飲中結，氣升不利，脈來厥厥如豆，是長短皆有氣鬱也。經曰：長則氣治，短則氣病，亦言其大概而已。

高深，以診氣之噓吸也，此指來去之遠近。

所謂息之深深，達之亹亹者，氣之操縱也。浮沉是陰陽噓噏之已然，高深是陰陽噓噏之方然。一言氣之所在，一言氣之所至。

厚薄，以診血之盈虛也。以形體言，非浮沉之謂也。故有浮而厚，有沉而薄。浮中沉三候俱有，按之不斷，謂之厚；僅在一候，按之即斷，謂之薄。

寬窄，以診氣血之寒熱盈虛也。氣熱則血漲，氣寒則血消，血實則氣充，血虛則氣怯。

斂散，以診氣之寒熱也，以兩旁之邊際言，非寬窄之謂也。寬窄，指脈體之大小；斂散，指脈邊之清濁。故氣寒血盈，寬而亦清；氣熱血虛，窄而亦濁，亦非剛柔之謂也。剛柔，指脈體之硬軟；斂散，指脈邊之緊鬆。故血虛氣寒，軟而亦緊。血實氣熱，硬而亦鬆，脈中有脊，而兩邊渾渾不清也。

粗細，以診氣血之寒熱盈虛也。寬厚相搏謂之粗，窄薄相搏謂之細。

會通者，二十四象互相加乘，以求合於古脈而診百病也。如浮薄而硬，革也。浮薄而軟，芤也。浮厚而斂，弦也。浮薄而散，微也。長硬而斂，緊也。短軟而散，濡也。高而數，促也。深而遲，伏也。短而剛強，動滑也。斷而柔弱，結代也。長厚硬斂，弦牢也。長厚柔散，洪緩也。

是故芤，血虛也。遲，氣寒也。伏，氣閉也。代、散，氣脫也。濡弱虛微，氣血俱虛也。細、緊，氣血俱寒也。革，陰盛於上也。牢，陰盛於下也。洪促，氣熱於氣分也。動滑，氣熱於血分也。浮數，氣熱於氣分也。沉遲，氣寒於血分也。弦革，氣寒於氣分也。緊結，氣寒於血分也。細，血中氣寒也。緩，血中氣熱也，長、短同有氣鬱，氣橫於氣分則長，氣結於血分則短也。滑、澀同有血虛、血實，寒凝於血分則實而澀，熱亢於氣分則虛而滑也。而且寒極似熱，熱極似寒，實極似虛，虛極似實。如滑主痰也，而痰亦見澀。弦主肝也，而肝亦見濡。上氣喘促，脈虛大也，而亦有緊細伏匿。孕脈必滑也，而亦有虛澀不調。又弦緩相反也，而風弦與熱緩相似。滑澀相反也，而熱澀與虛滑相似。搏與散相反也，而搏而累累不續，即與散同論。洪與伏相反也，而屍厥霍亂，伏與洪同斷。長與短相反也，而長而勁、短而搏，同主氣逆、氣鬱。散與結相反也，而同主癥、瘕，正氣未衰則結，正氣既衰則散。亦有乍病食滯而脈散乾，胃氣新亂而未復也；或其人素有濕熱，加之新傷，而中氣益潰也。有以無脈為病所者，芤脈中空，即內主精血之傷也；有以有脈為病所者，緊脈浮數，即外主風寒之感也。抑尤有要焉，滑伯仁曰：察脈須識上、下、去、來、至、止六字真訣。故審脈者，凝神於指下起伏去來頭本之勢，而脈之真象

無遁，即病之升降斂散之真機亦迸露而無遁矣。明乎此者，必知脈證斷無相反，何則有所以相反者在也？脈病斷無不應，何則有所以不應者在也？仲景曰：邪不空見，中必有奸，景岳曰：脈之假者，人見之不真耳，脈亦何從假哉。

八法總義

《靈樞·邪氣臟腑病形篇》以緩急大小滑濇立綱，而以微甚緯之，實開千古診法之奧。後世有以浮沉遲數分綱者，則其義淺而不備矣。今擬合二者共十字，仍以微甚緯之。於十字中縱橫離合，即二十八脈不待擬議而形狀了然，然此特其形狀耳，未足以盡脈理之妙也。滑氏曰：凡察脈須識得上下去來至止。蓋求明脈理者，須先將位數形勢，講得真切，便於百脈無所不賅。不必立二十八脈之名可也。位者，浮沉前後也。數者，遲數也。形者，虛實滑濇也。勢者，即滑氏所謂上下去來至止也。四者為經，更緯之以微甚兼獨，百病之虛實寒熱全從此八字上分合剖析。每診一人，即於各部中按此八字，次第求之，反復尋之，則真假無遁情。而氣分血分之病，亦到指便見矣，此真泄天地之秘者也。指到脈上，即心先擬其脈浮耶沉耶，在寸在尺耶；繼存其息，遲耶數耶；繼察其體，長耶短耶，虛耶實耶，滑耶濇耶，審此三者，指下必已有定象。即就定象上，揣其微耶甚耶，獨見一脈耶，兼見何脈耶，

至此而象更定矣。於是玩其上下起伏之盛衰,動止之躁靜,而本原無不迸露焉。大抵診脈,以察來去之勢為最要。此陰陽噓噏之真機也。

位數形勢

位數形勢者,正脈之提綱也。位即三部九候也,或在寸,或在尺,或在浮,或在沉。數以紀其多寡也,數與滑促,其數皆多;遲與澀結,其數皆少;即屋漏、雀啄、蝦游、魚翔,舉該於數之類也。至於形勢,分見互見,各有妙蘊。挺亘於指下而靜乾者,形也,血之端倪也。起伏於指下而動者,勢也,氣之澂兆也。《內經》曰:渾渾革革,至如湧泉。又曰:脈至如火薪然。《脈經》曰:三部脈如釜中湯沸,此血不維氣,勢之獨見者也。《內經》曰:真肝脈至,如循刃刃責責然;真心脈至,如循薏苡子累累然,此氣不運血,形之獨見者也。故形勢分見者,皆氣血偏絕之死脈也。若在平人,無不氣血相融,形勢相洽者。然氣血稍病,即於相融相洽之中,不無彼此勝負之致,尤不可以不辨。如形勁於外者,氣悍於中,是動與大也。氣不甚悍,是弦與緊也。若氣甚歉則為細矣,為芤矣,形微勝於氣者此也。如形弱於外者,氣悍於中,是洪與滑也。氣不甚悍,是濡與弱也。若氣甚歉則為散矣,為微矣,氣微勝於形者此也。是故人之診脈也,指到脈上,先察其形之粗細硬軟,再審其氣之至也。充

於脈管之中，溦溢脈管之外，既將脈形撐寬，而又起伏高深有力，無來去盛衰之參錯，斯為氣血和同焉。何者？脈之正管，其四旁必有無數溦絲細管，以達其氣於肌肉，所謂腠理也。若寒盛而陽氣不敵，則溦絲細管先為寒束，脈氣之來不能旁溢，此即緊脈之象也。更有脾肺中氣不足，不能充於脈中，注注脈形挺然指下，而氣來如線，從脈中馳過，既不能撐寬，更不能起伏矣，此脈形雖粗，脈氣自細也。更有中焦痰飲停結，其濕熱濁氣，上蒸肺中，肺氣不能清肅，脈管為之臕蕘，其形挺然指下，而中氣為痰飲格拒，不能暢達，其來如綿，過於指下，既不能撐寬，亦不能起伏矣，此脈形雖硬，脈氣自軟也。此非脈管自硬，乃濁氣壅塞使然，是動脈之中有推蕩不動之氣也。李士材論芤脈有云：其狀如按慈蔥，以指浮候之，著上面之蔥皮；中候之，正當蔥之中空處；沉候之，又著下面之蔥皮矣。此非獨芤脈之診也，脈管本自如此，但有時緊時鬆時虛時實之異。芤脈中虛，邃易顯耳。芤脈屬浮，只動於上面之皮，其下面之皮不動也。此脈形雖厚，脈氣自薄也。勢有來去，有起伏；形有中邊，有底面。是故平人之身，榮漸調和，脈中脈外，氣行度數相應。指下每不見脈之硬管及氣之來，乃覺正管既充，而又溦見旁溢焉，且溦絲管之所繫大矣。倘漸陷入榮，中外隔絕，脈在指下，一條扛起，是壯火耗津，孫絡不能濡潤而閉塞也，注注

有眩冒、顛仆、偏枯、痿易之虞。昔者俞春山嘗言：老人虛人，久病將死，其脈皆獨然一條扛起，似與肌肉不相連絡，是氣血不交，榮衛相離，猶老樹將枯，根上旁鬚，先見憔悴，不得土氣矣。此察形之至微者也。至於察脈之勢，非但察其來去之盛衰也，必且來去之間，循環相續，自沉從容上浮，自浮從容下沉，其情如環，無驟折之跡。嘗見有一種脈，其來也，有頃而一掣，其去也，有頃而一掣，一息亦不過四五至，未嘗數於常脈，而指下鶻突，無容與回環之度，此為津虛血熱，氣燥而旋轉不利也，《內經》謂之躁脈。故夏脈如鉤者，以其來盛去衰，不能如環之圓，鉤即環之缺一面者也。躁則來去如一，並無所缺，而驟來驟去，不為圓轉而為直折，蓋扁鵲所謂其至跳者，《內經》又謂脈之動也。陽氣前至，陰氣後至，是又於脈氣方動之頃，分別前後，以察陰陽之微機。於是《難經》有前大後小，頭痛目眩；前小後大，胸滿短氣之論。仲景有脈來頭小本大，其病在表之談。後人有動前脈盛氣有餘，脈衰氣不足，應後脈盛血有餘，脈衰血不足之辨。是皆剖析微芒，脈學之上乘，診家之慧業也。

微甚兼獨

　　微甚兼獨者，變脈之提綱，即體察形勢之權衡也。凡物之輕重也，非特極輕極重之並處也，必有微輕微重者介乎其間，故微甚不可不知也。如《難經》所論一脈十變，與《靈樞》之論緩急大小滑濇，其義大矣。單脈有以微見為善者，有以甚見為善者，固不盡微即皆輕，甚即皆重也。萬象之變化無定也，形形色色。舉在分分合合之中。故有一象而兼數象者，直湏辨明主客，知其孰為正象，孰為兼象，庶幾施治用藥之輕重，乃有所準矣。李東垣云：脈之相合，各有虛實，不可只作一體視之。假令弦洪相合，弦主也，洪客也，子能令母實也。洪弦相合，洪主也，弦客也，母能令子虛也。余脈仿此，可以類推。夫所謂主客者，臟腑之病氣，皆各有主脈。如肝臟與風氣之病，其脈皆弦。心臟與熱氣之病，其脈皆洪。若其間有挾痰、挾食、挾血、挾虛之異，即其脈之所見，必有兼象，所謂客也。是故脈無單見。古人立二十八脈，亦不過懸擬其象，以明大綱，使學者有所據以為講明之地。講明乎五臟六氣之主脈，斯知臟脈之變有萬，無非各主臟之脈所互乘也。病脈之變有萬，無非各主病之脈所互乘也。倘執著而不知會通，紙上之象，幾無一合於指下之象；指下之象，更無一合於紙上之象矣。開卷了然，臨診茫然，是何為者？況微甚有因兼獨而分，兼獨每因微甚而見。故寬而兼厚，

以實兼實，是甚實也。薄而兼窄，以虛兼虛，是甚虛也。厚而兼窄，是微實也。薄而兼寬，是微虛也。更有大謬之語難為外人道者，厚而兼薄也，寬而兼窄也，粗而兼細也，滑而兼澀也，長而兼短也，浮而兼沉也，遲而兼數也，於萬萬相反之事，而忽並見於三指之下，此又何說以處之？曰：此有一微一甚也，此必一見於形，一見於勢也，亦有相間而迭呈者，即《難經》所謂陽中伏陰，陰中伏陽也。故常有於綿軟之中，忽夾一至挺亙下，如弦之象，此有因氣逆上衝，有因氣鬱猝發，有因氣脫不返，宜察其脈之神而決之。此即來大時小，來小時大之類也。又常有於遲緩之中，忽夾一至躁疾，上馳如射，此亦有鬱氣之猝發，或伏熱之乍升，宜察其脈之沉分而參之。《脈經》曰：尺脈上應寸，時如馳，半日死，此又氣之脫也。若沉分大而有神，只是氣滯熱伏耳。總之，講脈學者，先求脈在人身為何等扬，再將脈象之綱領條目，從自心中，一一為之分析，不必倚傍舊說，而自推見本原。如位也數也，形也勢也，此綱領也。位之在寸在尺在浮在沉也。數之為遲為數為疏為密也。形之長短，廣狹厚薄粗細，軟硬堅鬆也。勢之強弱高深也。此條目也，於此各推求其所以然之故。了然心中，然後彼此參互，如微甚兼獨之迭見者，亦皆有以得其變化之本，臨診自有條理，不致眩惑。大凡人之病也。邪甚脈甚，邪微脈微，不待言矣。而

且，兩邪合病，則兩脈並見；三邪合病，則三脈並見。如仲景論脈諸文，所謂脈弦而大，弦則爲寒，大則爲虛。脈浮而緊，浮爲衛氣實，緊爲榮中寒。是皆分析各脈之主證，而後合訂主病之正脈。故學者總須先求其分，再求其合，分者苟能剖析微芒，則其合者，特分者爲之參錯耳。若起手不知探原，拘泥文字，逐末忘本，即將脈名增爲百數，亦不足以盡天下之變矣，恐終身無見眞之日也。

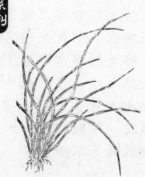

開卷有益·擁抱書香

重訂診家直訣／卷下

獨取寸口本義(附人迎氣口本義)

　　《難經》首章，汲汲發明獨取寸口之義者，以其法奇而旨奧也。寸口賅寸關尺三部言，其義本於《內經》經脈別論。第別論之義，注重在得氣之平，以此脈發源心肺，直達寸口，自首至尾，脈管之體，無曲屈，無大小，噓發之氣，適得其勻，故曰氣歸於權衡；而又得程途遠近之適中，故曰權衡以平也。《難經》之義，注重在得氣之全，以此脈發源心肺，直達寸口，心為百脈之根源，肺為宗氣之彙窗，故曰脈之大會。自首至尾，無中途歧出以分其氣，無他脈來會以攙其氣，完而不偏，純而不雜，故曰手太陰之所終始也。他部動脈，雖亦發源心肺，而或已貫他臟他腑而來，或已分他經他絡而去，氣有偏至，故弗取之。分寸關尺者，經臟居上，其氣前至，故診於關前。經臟居下，其氣後至，故診於關後。《內經》曰：手經之道近，其氣至也疾。手足之經且然，況部位之高下乎！分左右者，心居中，而血發於左，肝居右而氣噓於左；肺葉右大，脾即甜肉，右端亦大，故皆氣行於右也。近日西人，以此脈為心肺之專，不能分診五臟六腑。聖人正以此脈得心肺之全，乃可遍診五臟六腑妙識精微，下愚豈容輕議！

三關脈體通考

世謂寸口，正取無脈，覆手取之而得者，謂之反關脈。近武進費伯雄又有斜飛脈之說。張石頑曰：脈之反關者，皆由脈道阻礙，故易位而見。有一手反關者，有兩手反關者，有從關斜走至寸而反關者，有反於內側近大陵而上者，有六部如絲，而陽溪、列缺別有一脈大於正位者，有諸部細小不振，中有一粒如珠者。所謂從關斜走至寸而反關者，外斜脈也。所謂反於內側近大陵而上者，內斜脈也。所謂陽溪、列缺別有一脈大於正位者，似反關而非反關也，謂之臂外脈。蓋諸處本有細絡，與手太陰脈通，而手太陰之正管，實由寸部透於反背，出於陽溪，處於合谷，正管有阻，其氣不能直達，則散溢諸絡，迂道而達，非正管移於諸處也。《靈樞·邪客》曰：手太陰之脈，出於大指之端，內屈，循白肉際，至本節之後太淵，留以澹，外屈，上於本節下，內屈，與陰諸絡會於魚際，數脈並注，其氣滑利，伏行壅骨之下，外屈，出於寸口而行，上至於肘內廉，入於大筋之下，內屈，上行臑陰，入腋下，內走肺，此順行逆數之屈折也，此言手太陰脈。自大指外側，內屈下魚抵太淵，太淵者，寸口去本節甚遠，但正直本節之後耳，復自太淵外屈，上於本節下，此即所謂外斜脈，大指本節下合谷穴處也。自合谷內屈，會陰諸絡於魚際，伏行壅骨之下，壅骨，大陵穴處也。外屈，出於寸

口者，自伏而出，斜行與前抵太淵者會此，即所謂內斜脈也。此脈與外斜之脈，出於合谷者，雙岐如叉。《脈經》云：從寸口斜入上者，名曰解脈。王冰謂：不合而岐出，如繩之解股是也。外斜脈，常與三關平等，而內斜脈常細。曾見有人，時而內斜脈盛，時而外斜脈盛，其外斜脈盛，無苦，而內斜脈盛，即苦氣逆胸滿。蓋嘗思之，其外斜脈盛無苦者，氣行之正經也，內斜脈盛即有所苦者，此與手心主相會之絡也，絡不當盛，必木火逆橫，至壅遏肺氣，不得暢耳。又有三部，別有一細脈，自尺至寸，與正脈並行者，此細脈或與正脈平排，並行指下，如引二線也；或行於正脈之上，浮之只見細脈，沉之始見正脈也；或行於正脈之下，按之隱隱有一細脈，自動於正脈之內也，此等最宜留心。若正脈中自見細線，挺然指下者，為寒，為痰，為瘀，為癥瘕。若別具一脈，動而流連，則是稟賦然矣。世謂雙弦脈，指下如引二線者死，未足為據。蓋雖引二線，而指下來注流連者，乃是本象，其挺然指下無來去者，即不二線，庸有濟乎！張石頑曰：反關脈較平人細小者為常，較平人反大者絕少，不可以為指下變異，謂之怪脈也。凡遇反關殊異常脈，即須細詢，其較之平時稍大，即為邪盛；較之平時愈小，即為氣衰。仍以所見諸證參之，更有正取反取俱無脈，細尋卻在手臂鼠肉之上者，亦反關之類也。但此脈已無常，似難憑脈，必須

察其病證何如，元氣何如，以斷吉凶，此論極為精當。

氣血形勢直解

氣無形也，血有形也；氣動也，血靜也。脈之行也，以息注來，其動則氣也，其管則血之質也。病在氣分，候動之勢，病在血分，候脈之形。氣主煦之，血主濡之。血病即當累氣，故候形者必兼審勢；氣病久乃累血，故察勢者不必泥形。氣虛血實，脈雖弱而按之必有形；血衰氣盛，脈雖空而其來必有勢。是故凝痰瘀血，無論脈勢強弱，按之必有勁線，或如珠粒。氣化升降不利，無論脈形虛實，其動也，必有疏密不勻，強弱不均，或寸弱於尺，或尺弱於寸，或應指少力，或中道而還。血實者脈形必厚，血虛者脈形必薄，牢實與芤革可推也。氣盛者來勢必盛，氣衰者來勢必衰，濡弱而洪滑可例也。氣周於外，血貫於中，故氣寒而血為所束，脈即細緊；血虛而氣無所歸，脈即微散也。氣鬱與血結必殊，血虛與氣弱不類，此分見者也。血熱即見氣脈，氣寒則見血脈，此又互見者也。且夫勢衰而形實者，有氣虛不能運血，有血滿致鬱其氣，何以辨之？曰：血累氣者氣不虛，其勢雖來去不大，而按之必有倔強欲起之情，似動似滑，所謂陰中伏陽也。氣累血者血不行，指下堅細而已。勢盛而形虛者，有氣亢以耗其血，有氣旺將生其血，何

以辨之？曰：氣耗血者，輕診必帶弦而來多去少。氣生血者，輕診必見濡而來去停勻也。經曰：脈澀而堅者，血實氣虛也；脈浮而大者，氣實血虛也。氣熱者，血未嘗不奔逸，然清其氣而血即平；若正入血分，則腫腐矣，但清其氣無功也。氣寒者，血未嘗不凝濇，然溫其氣而血即通。若正入血分，則頑塊矣，但溫其氣無功也。故吾嘗謂病之在經絡也，有在氣分，有在血分。其在臟腑也，止可以在氣分，而不可以在血分。前人每言病在某臟某腑血分者，仍指其經絡言之也，或指其血為氣累者也，果在血分，臟體壞而死矣。

左右表裏直解

王海藏曰：傷寒以左脈為表，右為裏，雜病以右脈為表，左為裏。予初診不盡驗，心以為此特一法耳，固不可拘也。近二年來，深察病情脈象，有可得而言者。凡外感風寒濕之邪深者，皆係左脈沉細於右，淺者但兩手浮弦，或右關前浮弦而已。外感暑熱之邪深者，皆係左脈弱散於右，淺者但兩手浮滑，或右關前浮大而已。溫病之由於伏氣內發者，前人皆以右大於左為詞，謂邪淀中道胃氣鬱濁之故。以吾歷診春溫、冬溫、喉痧、疫疹諸症，凡右大於左，而左脈不甚細弱者，真陰未損，治之易癒。若左脈沉細而數，斷續不勻，真陰已竭，十難救一。是當以左小於

右，定正氣之成敗，不當專以右大於左，定邪氣之微甚也。又診夏行秋令時疫，有所謂瘟螺痧者，其證先見頭痛心嘈，四肢麻冷，螺紋陷下，或吐或瀉，旋即昏厥，重者即死，輕者醒後越一二日而死，醒後心中煩悶，其苦難言，而神識清明，額汗不止，其脈皆兩手沉細，短伏關後，而左手尤甚，此天行肅殺之氣，傷其心肝生陽之氣，亦由其人生陽之本虛也。又診水腫之人，陰邪極盛，亦莫不左脈沉小於右。此外一切大病久病，邪氣深入者，莫非左陷於右。元氣虧甚者，亦莫非左弱於右，其將癒也，則又右脈先盛，左脈後復，必待左脈復盛，乃為元根充固，其病可無慮反復矣。病氣輕淺，左脈決不受傷，惟癥瘕積聚，其病雖深，必隨其經絡之部位，而見於脈，不能拘於此例耳。由此觀之，左裏右表者，百病之通診，傷寒豈能獨異耶？故吾以左脈察邪氣之淺深，即以左脈察元氣之虛實，其脈象湏各因病而定，不得專以大小二字賅之。寒邪以細而急為甚，熱邪以薄而散為甚，陰虛以浮散而短為甚，陽虛以沉細而短為甚，其敗也，總歸於躁疾散斷，全無神力而已矣。海藏之劈分傷寒雜病者，彼蓋以雜病為勞倦內傷也，由氣分漸傷入血分，血傷而左脈敗矣，故左為裏也。寒為陰邪，先傷於陽，內傳胃實，而右脈大矣，故右為裏也。殊不知陽明胃實證，乃陽氣之內鬱而盛，有撐邪外出之機，不得謂之寒邪內陷。寒邪內陷

者，少陰厥陰之寒證是也，是仍當在左手矣。大凡病之始生也，屬陽虛與寒甚者，左脈常沉小於右；屬陰虛與熱甚者，右脈常浮大於左。若沉小之極，而右脈亦陷，則胃陽絕矣。浮大之極，而左脈亦散，則腎氣絕矣。故喉痧之死脈，皆右關與左脈，同其短數。瘰螺痧之治脈，皆右關緩滑有力，左脈雖伏，而不至散斷者也。左脈重尺，右脈重關。盛啟東以新病之死生，主乎右手之關脈；久病之死生，主乎左手之關尺，義正如此。此皆取其偏重者言之也。若夫邪氣之猝至，雖兩手脈伏，尚不為凶，病久邪雜，陰陽臟腑俱困者，但一部脈壞，即為不吉，是又在於圓機應變者。

說　神

脈貴有神，由來舊矣。其說約有數端：一曰應指有力也，一曰來去從容也，一曰來去如一也，亦曰陰陽俱停，陰陽同等。一曰形體柔和也。四者固俱本聖經，而皆有似是而非之處，不可以不辨。所謂有力者，謂其氣來應指之際，充然有餘，而無怯然不進之象，若謂搏擊滑大，失本意矣。所謂從容者，謂其來去中途和緩，而無一擊即來，一擊即去，躁疾不安之象。若怠緩之脈，其氣來至中途而不欲前，去至中途而即欲止，豈從容之謂耶？所謂如一者，來能高滿於其分，去能深極於其底，而無來盛去衰，與來不盛

去反盛之嫌也。若來如釜沸，去如弦絕，則非是矣。形體柔和者，真氣充於脈中，而脈管之四傍，又與肌肉相親也，外繁內空，內結外散，均非是矣。獨是四者之義，乃指平脈之神，非病脈之神也。病者正氣苦虛，應指豈必有力，況乎陽盛陰衰、陰盛陽衰、血虛氣實、氣虛血實，又豈能從容如一而柔和耶？然則何以見其神也？神妙萬物，平脈之神，尚難揣摩，病脈之神，孰能擬議？神不可言，言神所見之處可乎。前人謂應指有力，是脈既動之後也。吾謂神不在既動之後，而在方動之初。其來也，意似浩然湧出，無力倦不能來與迫欲急來，不安於內之情。其去也，意似坦然折入，無怠不欲去與應指即散，不見其去之象。如此，則應指即令少力，即令不能從容如一，而柔和、而神自卓然在也。來去二者之中，又以去為尤要何者？去乃真陰之內吸也。若回折有勢，如石投水，是陰氣猶全，無根未撼，此察神於方動之頃也。《內經》曰：靜者為陰，動者為陽。所謂靜者，脈氣方停，未來未去之間也。察其未來之先，停於下者之久暫，而知真陰之盈虧，即可知真陽噓力之盛衰也。察其既來之後，停於上者之久暫，而知真陽之衰旺，即可知真陰吸力之強弱也。此察神於未動之始也，方來也，方去也，未來也，未去也，皆神所流露之處也。聖經未嘗不明言之。但後人讀書，不能領會，今略為拈出，以俟來哲之發揮，豈敢謂義盡於此耶？至於神之發源，生於胃氣，本於命門，前人

論之彰矣，不煩絮聒。

辨　止

　　凡癥瘕積聚，痰凝水溢，胕腫痞滿，喘促咳逆，蓄血停食，風熱癮疹，寒濕筋骨疼痛，心胃氣痛以及憂愁、抑鬱、大怒、久思久坐，夜深不寐，與夫因病過服涼泄，胃氣遏伏不通，婦人月閉妊娠，脈皆常有停止。有停一二至者，有停二三十至而復來者，即仲景所謂厥脈也。又小兒脈多雀斗不勻，此其多寡疏密，舉不足為吉凶之據也。詳考其辨，蓋有四端：一察其不停之至，應指之有力無力，起伏之有勢無勢也。力與熱盛，即為有神。力與勢衰，即為無神。一察其停至之頃，是在脈氣下伏之後，其力不能外鼓而然者，是為邪所遏，陽不能噓。若在脈氣上來之後，其力不能內返，因從指下即散，如弦之絕，而不見其下去者，是元根已離，陰不能吸，其餘氣游弈經絡之中，而將外脫也。一察其停至之至，是於脈氣下伏之後，全不能起，竟少一至，是邪氣內結也。若非全不能起，已至中途，不能上挺指下，喘喘然搖擺而去者，是中氣內陷不振，而將上脫也。稍遲，即當變見蝦游、魚翔之象矣。一察其既停之後，復來之至，將起未起之際，有努力上掙，難澀難起之意者，即知其停，是邪氣所阻也。若起伏自然，如常流利，略無努掙難澀之情，是其停為元根已離，其餘氣徘徊於三焦胸腹

之空中，進退無定，而將上脫也。稍遲，即當變見雀啄、屋漏之象矣。更察其脈之形，無論為緊斂，為洪大，但能通長勻厚，應指有力，高下停勻，或來微衰而去盛者，吉也。若應指少力，來盛去衰，及寬大中挾一細線，指下挺亘不移，或上馳如馳如射，又斷而累累如珠，及指下如引數線不能斂聚者，是中氣敗散，為痰所隔而不合，即所謂解索也。故有偶停一二至，而即決其必死者，為其氣敗而不續也。有久停二三十至，而仍決其可治者，為其氣閉而內伏也。更察其證有病之人，必痰塞氣逼，不得宣暢，神識昏迷，譫妄躁擾，狂越可駭者，吉也。若氣高不下，時時眩冒及神識清明而靜者，凶也。無病之人，必胸膈不清，肋脹腹痛，氣悶不舒，心中驚惕，寐中肢掣，夜夢紛紜及見惡物入暗洞者，吉也。若四肢無力，稍動即喘，氣高不能吸納，胸中時時如飢，而又不欲食，二便清利頻數者，凶也。

初診久按不同(出張石頑)

問脈有下指浮大，按久索然者；有下指濡軟，按久搏指者；有下指微弦，按久和緩者，何也？答曰：夫診客邪暴病，應指浮象可證。若切虛羸久病，當以根氣為本。如下指浮大，按久索然者，正氣大虛之象，無問暴病久病，雖證顯灼熱煩擾，皆正衰不能自主，隨虛陽發露於外也。下指濡軟，按久搏指者，裏病表和之象，非臟氣

受傷，即堅積內伏，不可以脈沉誤認為虛寒也。下指微弦，按久和緩者，久病向安之象，氣血雖殆，而臟氣未敗也。然多有變證多端，而脈漸小弱，指下微和，似有可瘥之機者，此元氣與病氣俱脫，反無病象發見，乃脈不應病之候，非小則病退之比。大抵病人之脈，初下指雖乏力，或弦細不和，按至十餘至漸和者，必能收功。若下指似和，按久微澀，不能應指，或漸覺弦硬者，必難取效。設病雖牽纏而飲食漸進，便溺自調，又為胃氣漸復之兆。經云：安穀者昌。又云：漿粥入胃，則虛者活。此其候也。

單診總按不同

脈有單診、總按不同者，或單診強，總按弱也；或單診弱，總按強也；或單診細，總按大也；或單診大，總按細也。凡單按弱，總按強者，此必其脈弦滑。一指單按，氣行自暢，無所搏激。三指總按，則所按之部位大，氣行不暢，而搏激矣。此脈本強，而總按更強於單按也。單按強，總按弱者，此必其脈氣本弱，但食指較靈，單按指下較顯。名中二指較木，總按即不顯其振也。此脈本弱，而總按更弱於單按也。單按細，總按大者，是其脈體弦細，而兩旁有暈也。總按指下部位大，而暈亦鼓而應指矣。單按大，總按細者，必其人血虛氣燥，脈體細弱，而兩旁之暈較盛也。食指靈而暈能應指，名中二指木，

而暈不能應指矣。更有單按浮，總按沉，單按沉，總按浮者，其浮即暈也。抑或脈體本弱，輕按氣無所搏，力不能鼓，重按氣乃搏鼓也。又有醫者，操作用力，指尖動脈盛大，與所診之脈氣相擊，而亦見盛大者。又有醫者，久行久立，指頭氣滿，皮膚膹起，因與脈力相隔而不顯者。此皆極瑣細之處，前人所不屑言，而所關正非淺鮮也。大抵單診、總按，而指下顯判大小強弱之有餘不足者，其有餘總屬假象。在無病之人，固為正氣衰微，即有病之人，亦正氣不能鼓載其邪，使邪氣不能全露其形於指下，而微露此幾希也。當以正虛邪實例治之，固不得重於用攻，亦不得以為邪氣輕微，專於用補也。即如總按大，單診細者，其細多是指下梗梗如弦，起伏不大，其中氣之怯弱可知。單診大，總按細者，其細多是指下駛疾，累累似滑，是氣力不足於上充，而勉強上爭也，其中氣之竭蹶更可知矣，強弱亦如是也。總是稟賦薄弱，或勞倦內傷，或久病氣血困備，胸中窄狹，動作乏力，乃多見之，是因虛生實，清濁混處，氣鬱不舒之象也。

脈有兩側

「脈要精微論」曰：尺內兩旁，則季脅也。尺外以候腎，尺裏以候腹。中附上，左外以候肝，內以候膈。右外以候胃，內以候脾。上附上，右外以候肺，內以候胸中。左外以候心，內

以候膻中。王冰云：兩旁，兩尺外側也。李中梓曰：內外二字，諸家皆說兩側，此必脈形扁闊，或有兩條，否則於義不通矣。觀易卦六爻，自下而上，上三爻，為外卦，下三爻為內卦，則上下之為內外，不昭然乎！故內者，每部之後半部也，外者，每部之前半部也。李氏之解經，誠新穎矣。然脈實有兩側診法，非扁闊與兩條之謂也。凡指平按脈上，其形如此，及側指於內側拍之，而其形如波，及側指於外側拍之，而其形又如波矣。此可以脈之緩急滑澀，察病之虛實寒熱，內側主裏，外側主表，祗可取以與正脈合參，不能專恃此以決病，亦不能如正脈之分二十八脈，各有主病也。每診正脈微弱，側診弦而兼滑，則知有痰飲矣，其微弱，乃氣虛，又為痰飲所困耳。又如外側見弦，內側見滑，便是表寒裏熱，與浮弦沉滑同斷。餘仿此。頃讀《韓氏醫通》有云：左寸指法，按如六菽之重，在指頂為陰，屬心，在指節為陽，屬小腸。餘部仿此。此即兩側診法也，但不言側指內、側指外，而言指頂、指節，似從正面平按，未免蹈李氏扁闊兩條之誚耳。

脈有頭本

《內經》曰：脈之動也，陽氣前至，陰氣後至。「辨脈」曰：脈來頭小本大者，名曰覆病在表也。上微頭小者，則汗出。下微本大者，則為

關格不通，不得尿。蓋脈之來也，自筋骨之分，而上於皮膚之際，乍擊於指，此陽氣之前至也。謂之頭，既應於指，而脈尚未去，橫度指下，此陰氣之後至也。謂之本，有來之初勢有力，而旋即衰弱，不見脈氣之橫趨者，此頭大本小也。有來之初勢不甚有力，而旋見脈氣湧湧續上者，此頭小本大也。脈如曰：動前脈盛氣有餘，動前脈衰氣不足，應後脈盛血有餘，應後脈衰，血不足。此正與頭本之義相發明。故頭本者，就脈來之際分前後，以別陰陽氣血，非謂來為頭、去為本也，舊說有指為寸尺，指為浮沉者，皆未合云。

脈有動搖

此所謂動搖是脈之本象，非如緊脈之因病而見也。扁鵲曰：少陽之脈，動搖六分，正月、二月王（通「旺」字）。太陽之脈，動搖九分，三月、四月王。陽明之脈，動搖三分，其至跳，五月、六月王。少陰之脈，動搖六分，七月、八月王。太陰之脈，動搖九分，九月、十月王。厥陰之脈，動搖三分，十一月、十二月王。此動搖之本於自然者也。夫常脈之動搖，人人所共有，亦人人所必有，必有動搖，而後見其氣來之盛也。須於指下脈來應指初回之際，細審之自見矣。泰西有審脈表，凡脈之起，而將落未落旋轉之際，必有振撼之跡。此氣之噓力大盛，與吸力兩相激

蕩之勢也。若緊脈，熱為寒束，其動搖，即在脈勢初起之始，乃熱力與寒相搏，脈形挺亘，故動搖之勢益顯，世遂以動搖事屬之緊矣。更有濕熱痰盛，氣鬱而搖者，氣不暢也。有腎熱內沸，氣喘而搖者，氣不靜也。有命火脫泄，氣怯而搖者，氣已無根，如人之力弱而舉重也。

脈有俯仰

平人之脈，寸浮尺沉，關脈在中。診時，食指略輕，名指略重，此常法也。若所謂俯仰者，或寸沉尺浮，是前俯後仰也。或寸更浮，尺更沉，是前仰後俯也。此三部之俯仰也。又有一部二部，前後相為俯仰，此皆常有之事。《脈經》曰：從少陰斜至太陽者，陰維也。尺沉寸浮。動苦肌肉痺癢，僵仆羊鳴，手足相引，甚者失音不能言。從少陽斜至厥陰者，陰維也。尺浮寸沉。動苦癲癇，肌肉淫痺，汗出惡風。此前後俯仰之專脈也。二維有病，即見其脈，其實尋常診脈，多用此法，以審氣之升降強弱，奚必二維哉。又《內經》陰陽結斜，多陰少陽，其義亦可通，此謂尺寸脈緊濇而傾斜，前仰後俯，浮少沉多，所謂肝腎並沉為石水也。扁鵲曰：不俛不仰，不低不昂，此為平脈，此俯仰二字所本也。

脈有內曲外曲

「脈要精微論」曰：推而外之，內而不外，有心腹積也。推而內之，外而不內，身有熱也。所謂外者，脈外近臂前廉，手陽明大腸脈之部也。所謂內者，脈內近大筋，手厥陰心包脈之部也。是脈形之弓曲，或外贏，或內胭(指不足之意)也。寒結之則脈形內曲，熱鼓之則脈形外曲，與小兒診三關脈紋內外之法，其義同。「陰陽別論」曰：陰陽結斜，多陰少陽，曰：石水，少腹腫。向來注者，罔知斜曲之義。夫結者，堅而澀也。斜者，如弓之曲也。多陰少陽者，謂其餘之弓曲向內，近於少陰，而遠於陽明也。石水少腹腫，是爲單腹脹，即心腹寒積之類也。張石頑診趙明遠曰：左手三部，弦大而堅，從人迎斜內向寸，是爲三陽經滿溢入陽維之脈也，當有顚仆不仁之虞。所謂斜內向寸者，必先外越，乃折而內向上寸也。三陽滿溢，即《內經》身熱之類也。《脈經》曰：從尺邪入陽明者，大風寒熱也。大風，屬風，亦曰寒熱，詳見「風論」。邪入少陰者，女人漏下赤白，男子溺血，陰痿不起，引少腹疼，是正氣虛則內曲，邪氣實則外曲也。扁鵲《脈法》曰：外句者，久癖也；內卷者，十日以還，是又以內曲外曲，分食積之新久也。大抵脈之曲者，皆因於積，而又中氣虛也。偏於熱多則外撐，偏於寒多則內倚。嘗診一婦病胃脘痛，過服泄氣之劑，右脈內倚，藏於筋下，左手弦勁，問之曰左腹素有塊也。用溫元補中二劑，而脈復常。

脈有無數細絲

此痰脈也。氣過指下，似覺拖帶粘涎，宛然中有無數細絲，此心包絡與肺胃之有痰也。必有嘈雜懊憹，呼吸不利之證。若平人常見此脈，且兼洪弦，又貪厚味，多房室，身肥項短，時覺骨節不便，胸膈不舒，眼目少神，夢寐不安，久必有類中風證。此脈形勢，介在滑澀之間，而實不可以滑澀名也。痰多氣弱，故其形似滑，而其勢甚澀也。王叔和以系水交馳為死脈，真陽盡，而脈中津液，悉化為痰也。系水者，懸水多股，即無數細絲，其絲忽斷忽續而不聚，故遂主死矣。又有風馳脈，其氣沖指而過，如大風馳驟狀，此血虛而痰火相搏也。宜補血化痰主之。

脈有變易無定

虛損久病，脈象早晚不一，時遲時數，時大時小，甚至起坐之間，舉手換診，亦有改變，此由元氣不能自主，或痰飲尸注所為。易思蘭曰：久病氣虛，早晚脈同，雖危可療。韓飛霞曰：重大之病，一日三脈多變，難治沉疴，日日脈不移，亦難治。《脈經》曰：左手寸口，乍大乍小，朝來浮大，暮夜沉伏，往來無常者，榆葉枯落而死。幀柔曰：癆瘵脈，酉戌時洪盛，寅卯時細弱者，陽氣虛陷也。忌用苦寒，當助陽以復其寅卯之位。微加瀉陰火而已。此皆虛勞鬼疰之

類。此外，更見有兩種：一種婦人初孕一二月內，脈來忽大忽小，忽如病危，忽如無病，其證亦時而逼急欲死，時而舒暢如常也。一種血虛內燥之體，火灼於內，濕閉於外，陰陽升降失度，腠理開合不時，心常懊憹，身常癮疹，上下注來，游移無定，其脈或寸大尺小，或寸小尺大，或左盛右弱，或右盛左弱，長短浮沉，逐日變易，連日診之，無一同象。凡遇此脈，即宜細心察神審證，或是燥火內燔，或已尸氣內伏，一當養陰宣陽，一當理血殺蟲也。大抵脈象無定，在困病為陰陽之不交，在平人為氣血之不和，當求所以不交不和之故而治之。

脈有起伏中途變易

舊說脈之浮沉不同者，不過浮大沉小、浮小沉大、浮滑沉澀、浮澀沉滑而已，未有於起伏之間，察其中途變易者也。近來診視，曾見有兩種脈：一種其氣之初起，自沉分而至於中也，滑而踴躍有勢，及至中分，忽然衰弱無力緩緩而上至於浮，形如泥漿；其返也，亦自浮緩緩而下於中，由中至沉滑而有勢，輕按重按，指下總是如此。其證身體困倦，終日昏迷，似寐非寐，心中驚惕，惡聞人聲，目畏光明，面帶微熱，四肢微冷，不飢不欲食，但口渴索飲不止，此漸濕營熱，風燥在肺，痰熱在胃也。身中伏有濕邪，而又吸受亢燥之新邪也。以防風、藁本通漸陽，驅

表濕；紫苑、白薇、杏仁、蔞皮宣泄肺中濁氣；
焦楂、竹茹、煅石膏、煅瓦楞子降滌胃中熱痰；
兼以白芍清肝，天竹黃清心，而神清氣爽，身健
胃開矣。一種脈氣正與此相反，其初起自沉而中
也，艱澀少力，由中而浮也，躁疾如躍；其返
也，亦由浮而疾下於中，由中而沉，遲弱無勢，
輕按重按，指下總是如此。其人嗜好洋煙，飲食
不強，陰痿不起，此表分無病，而裏有痰飲，又
上虛熱，下虛寒也，治當疏中溫下。此二脈者，
皆古書所未言也。豈真古人未見此脈哉？見之而
詞不能達，徒以浮滑沉澀、浮數沉遲了之，不知
浮沉之間，遲數不能有二，滑澀各自不同，與此
之起伏中變者迴別也。故凡著醫案，於脈證曲折
處，必不憚反復摹繪，方能開發後學也。

外診撮要

外診繁矣以面色、目色、舌苔三者為大綱。
茲撮其有關生死要診者著於篇，欲睹其詳，有拙
著《(形色)外診簡摩》在。

目色，主五臟。面色，主六腑。舌苔，主辨
表裏寒熱，血氣存亡者也。前人分氣與色為二，
又分光與色為二，其說甚精，具在《外診簡摩》
中。

《靈樞·五色篇》論面色有所起所向。凡色起
處，必繁而深厚；所向處，必漸淺而銳。故曰：

上銳首空上向；下銳下向。察其起於何部，便知病起何臟；所向何部，便知病入何臟，以此參考病證，決其吉凶。

凡察面色，以初見而乍視之為準，又須兼正面、側面並看之，須知粗老與枯燥不同，明潤與浮焰不同。大抵面色不怕濃濁，而怕夭薄；不怕滿面，而怕一線。

凡察面色，以初起如粟如珠如絲者為真，又須察其色深連肉裏。若滿面滯晦者，氣也，光也，雖甚枯暗，常主病而不主死，以其肉裏色猶潤焉。

脈有真臟，色亦有真臟。凡黃色深重，如土堆於皮面，或繞眉目，或繞顴鼻，或繞唇口，皆大凶。

鬢前兩太陽下及耳前為福德部。忽滯晦者，將病也。常滯晦者，腎與膀胱陽氣不足也。又主身世偃蹇。忽明而浮焰者，凶也。漸明者，久病將癒也。常明者，主康強安樂。常赤者，主有血分燥熱病。又主勞碌風波。又兩鬢勻圓，性情寬厚有福，細長下垂，多機心也。

面色以天中為主，赤色黑色為最忌。若見如粟如豆，即凶。他部有色應之，其禍更速。孕婦赤色主產厄，平人男婦並主兵厄火厄。

面目色，宜相生，忌相剋。病人面色生目色，其癒速；目色生面色，其癒遲；目色剋面色，其死遲；面色剋目色，其死速。凡病日加劇而面色愈見光焰，目光愈似有神，勝於平日者凶。

面色散漫，主病而已。若入竅爲入門戶井灶，主凶。《千金方》言之甚詳。入竅者，即入眉目鼻孔口吻也，凡面色兩部色並起，漸見相連者，凶。

凡久患濕痰困重人，脾濕肝鬱，山根下多見一橫道滯暗，若內含微赤者，伏熱也，色雖深重，不死。旁連目胞，下及兩顴，即凶。

凡繞鼻准、兩迎香紫黯，而鼻准、兩顴與唇俱光浮似腫者，下體有楊梅瘡也，不治。

凡面色，起於內部而外行者，內部漸開，主病散。故滿面色雖惡，而印堂、山根、鼻准明潤深厚者，雖困無危。起於外部而內行者，主病深，爲凶。自下上行過顴，自上下行過目，皆凶。又《內經》謂：男子左爲逆，右爲從。女子右爲逆，左爲從。

凡察目，舊以四白爲忌，其實不然。久病，胞肉消瘦能無露白乎？當以黑睛爲主，瞳人緊斂，邊際分明，神光內涵者，壽相也，雖困無危。瞳人暴大及縮小，邊際散漫，神光昏濁皆

忌。小兒初生，瞳人寬大者夭；白睛黃者，濕熱也；青睛黃者，濕熱甚也，亦主血虛；黑睛黃者，腎虛也。黃甚者皆為疸。瘰癧癲疝有赤脈貫瞳子，不治。平人白睛常多赤脈者，主有大風波，天中及兩眉兩顴，有赤色應之即發。

凡察舌，須分舌苔舌質。舌苔雖惡，舌質如常，胃氣濁惡而已。苔從舌裏生出，刮之不能全淨者，氣血尚能交紐，為有根也。

凡舌苔，以勻薄有根為吉。白而厚者，濕中有熱也。忽厚忽薄者，在輕病為肺氣有權；在困病為腎氣將熄。邊厚中薄或中道無苔者，陰虛血虛也。中道一線深陷，極窄如隙者，胃瘻也。舌根高起，累累如豆，中部人字紋深廣者，胃有積也。舌上星點，赤而鼓起者，胃熱也；在兩旁主肝熱，在尖主心熱。淡而陷下者，胃虛也；在小兒為有滯、有蟲。望似有苔，一刮即淨，全無苔跡者，血虛也。一片厚苔，或黃或白，如濕粉所塗，兩邊不能漸勻漸薄者，胃絕也。

黑苔者，血瘀也。灰苔者，血瘀而挾痰水也。婦人傷寒時病，最易生黑苔，不得遽以為凶。舊法，黑苔以芒刺燥烈，濕潤細膩分寒熱。歷診瘀血苔黑，雖內熱而不遽起刺。有煙癮人，苔易燥刺，而非必內有真熱，不過肺胃津傷耳。凡見灰黑二苔，總宜兼用行血，其證寒熱甚者，必神昏譫語；無寒熱者，必胸肋有一塊結熱，內

煩而夜不安眠也。若僵縮言語不利，或身重不能轉側及一邊不能眠乃凶。

舌枯晦而起刺者，血燥熱極也。雖結黑殼，猶有生者；光平如鏡，乃凶。亦有平人，胃中夙有冷痰瘀血，舌上常見一塊光平如鏡，臨診宜詳問之。又凡有痞積及心胃氣疼者，病時舌苔多見怪異，婦科尤甚。

凡久病，齒光無垢者凶。齒枯黃似垢非垢，或雖有垢而一刷即淨而全無者，皆腎氣將絕也。唇青，黯淡無華也。人中滿，寬縱不能起棱也。唇吻反，兩吻下垂，如弓反也。凡察耳，宜與面目同色。若不同者，視其好惡，辨其生剋，以決之。耳輪忽枯如塵垢者，凶也。平人面色蒼潤，而耳輪常焦黑而不枯者，反為腎氣充實之相。

凡身瘦肉削，而筋與骨緊附，皮與肉緊著者，及皮膚雖枯燥白屑，而未趺結起粟者，無慮也。若筋骨相離，皮肉相離，寬縱如頹囊者，皮上如麻豆累手，身雖熱無汗，但背心、心窩、額上、准上有汗者，手掌、食指、大指後露骨者，目胞四圍深隱如削者，項後大筋正中深陷如坑者，並大忌之。大筋兩旁陷者，常也。正中不陷，無妨。蓋肌肉脂膏消瘦，可也。筋絡腠理枯縮廢弛，不可也。形養於血，色生於血，病重血濁，病久血虛，形色相應，常也。血亂血散，血枯血死，形色不相應，非常之變也。

台灣出版史上首次大規模典藏發行，系列叢書包含百餘種中醫臨床實用好書，歡迎選購，下列為已發行的書籍。

書　號	書　名	作　者	定價
LG001	分經本草	姚　瀾	180元
LG002	藥症忌宜	陳　澈	120元
LG003	跌損妙方	異遠真人	80元
LG004	金匱翼	尤在涇	350元
LG005	補註銅人腧穴鍼灸圖經	王惟一	80元
LG006	舌鑑辨正	梁玉瑜	120元
LG007	仙傳外科秘方	趙宜真	120元
LG008	保嬰易知錄	吳寧瀾	200元
LG009	雞峰普濟方 (丹藥篇)	張　銳	100元
LG010	增補經驗喉科紫珍集	朱翔宇	120元
LG011	醫學白話	洪壽曼	90元
LG012	醫方論	費伯雄	90元
LG013	小兒藥證直訣	錢　乙	120元
LG014	新刻藥證類明	張　梓	250元
LG015	藥性賦・炮炙大法	繆希雍等人	120元
LG016	神農本草經	顧觀光	100元

上述書籍定價僅供參考，
實際價格仍以出版品所標示為主。

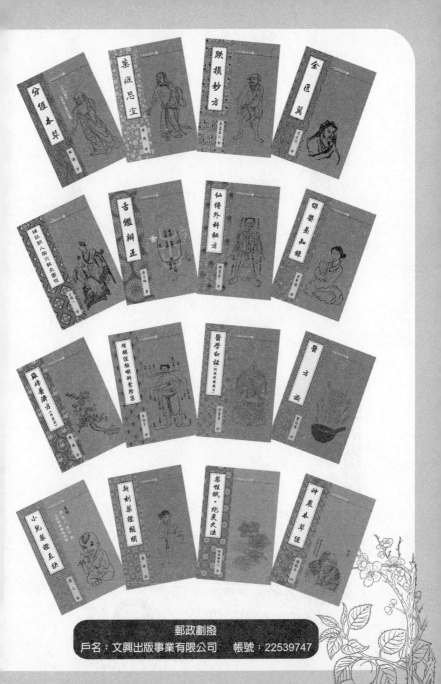

分經本草

集症總宜 陳潔 撰

跌損妙方 異遠真人 輯

金匱翼 尤在涇 編

續註銅人腧穴鍼灸圖經

舌鑑辨正 梁玉瑜 著

仙傳外科秘方 趙宜真 輯

保嬰易知錄 吳寧瀾 纂

雞峰普濟方（卷五） 張 銳 撰

增補經驗眼科秘集

醫學白話（附胎產症義三） 沈存善 輯

醫方歌

小兒藥證直訣 錢 乙 著

新刻藥證類明 陳確 撰

藥性賦・炮炙大法

神農本草經

郵政劃撥
戶名：文興出版事業有限公司　帳號：22539747

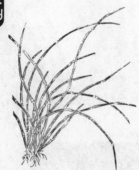

中醫臨床經典㉓

── 辨脈平脈章句・重訂診家直訣 ──
（周學海脈書之三、四）

LG023

出 版 者	文興出版事業有限公司
總 公 司	臺中市西屯區漢口路2段231號
電　　話	(04)23160278
傳　　眞	(04)23124123
營 業 部	臺中市西屯區上安路9號2樓
電　　話	(04)24521807
傳　　眞	(04)24513175
E-mail	*79989887@lsc.net.tw*
作　　者	周學海
發 行 人	洪心容
總策劃／責任編輯	黃世勳
執行監製	賀曉帆
美術編輯／封面設計	謝靜宜
印　　刷	上立紙品印刷股份有限公司
地　　址	臺中市西屯區永輝路88號
電　　話	(04)23175495
傳　　眞	(04)23175496
總 經 銷	紅蝸蟻圖書有限公司
地　　址	臺北市內湖區舊宗路2段121巷28號4樓
電　　話	(02)27953656
傳　　眞	(02)27954100
初　　版	西元2006年5月
定　　價	新臺幣120元整
I S B N	986-81740-8-2（平裝）

本公司備有出版品目錄，歡迎來函或來電免費索取

國家圖書館出版品預行編目資料

辨脈平脈章句(周學海脈書之三)；重訂診家直訣
(周學海脈書之四) ／ 周學海著— 初版.—
臺中市 ： 文興出版，2006〔民95〕
面； 公分. —(中醫臨床經典：23)

ISBN 986-81740-8-2(平裝)

1. 診斷（中醫）

413.21   95003449